Dramane SOGOBA
Issa KONATE
Sounkalo DAO

Distúrbios electrolíticos num grupo de doentes hospitalizados

Dramane SOGOBA
Issa KONATE
Sounkalo DAO

Distúrbios electrolíticos num grupo de doentes hospitalizados

Distúrbios electrolíticos em doentes com VIH/SIDA em hospitais de Bamako, Mali

ScienciaScripts

Cover image: www.ingimage.com

This book is a translation from the original published under ISBN 978-620-6-72197-0.

Publisher:
Sciencia Scripts
is a trademark of
Dodo Books Indian Ocean Ltd. and OmniScriptum S.R.L publishing group

120 High Road, East Finchley, London, N2 9ED, United Kingdom
Str. Armeneasca 28/1, office 1, Chisinau MD-2012, Republic of Moldova, Europe
Printed at: see last page
ISBN: 978-620-8-19857-2

Conteúdo

INTRODUÇÃO

A infeção pelo vírus da imunodeficiência humana (VIH), através da imunodeficiência que induz, é a causa de várias complicações infecciosas oportunistas e cancros. Entre a infeção e o aparecimento das manifestações clínicas da doença, conhecida como síndrome da imunodeficiência adquirida (SIDA), decorre um período assintomático médio de 08 anos [1].

Na fase de doença clínica, todos os órgãos estão infectados pelo vírus, o que leva a uma série de sintomas, incluindo lesões renais. Esta situação afecta 10-20% dos doentes infectados e pode ocorrer em qualquer fase da infeção pelo VIH [2,3].

A apresentação clínica da SIDA mudou significativamente na última década, principalmente devido à disponibilidade generalizada e à eficácia dos regimes de combinações anti-retrovirais.

Felizmente, as complicações graves associadas à imunodepressão profunda são raras nos doentes que têm acesso a cuidados e tratamento adequados. Atualmente, as complicações mais comuns observadas em doentes infectados com VIH são condições graves mas não classificáveis como SIDA. Estas são frequentemente devidas a inflamação crónica promovida pelo próprio vírus e subsequentemente agravada pelo uso de medicamentos anti-retrovirais [4, 5, 6].

As perturbações renais têm sido cada vez mais relatadas no contexto da infeção pelo VIH, particularmente para além da diminuição da taxa de filtração glomerular (TFG), da síndrome nefrótica e da insuficiência tubular proximal associadas à utilização de tenofovir e de inibidores da protease como o lopinavir/ritonavir e o atazanavir [4,7].

Apesar do facto de a avaliação periódica da função renal (creatinina plasmática, TFG) e da proteinúria ser recomendada por rotina no tratamento destes doentes. Existem muito poucos dados sobre distúrbios electrolíticos na literatura [4,8,9].

Cerca de 6% dos doentes infectados pelo VIH têm de ser encaminhados para um nefrologista. As razões são variadas e, na maioria dos casos, relacionam-se com uma complicação acrescida da infeção viral. No entanto, a realidade da nefropatia associada à infeção pelo VIH é atualmente aceite [10].

Os doentes infectados pelo VIH, sobretudo os que se encontram em fase avançada da doença, podem ser afectados por doenças infecciosas, auto-imunes e oncológicas. Estas doenças estão associadas a manifestações clínicas (como febre, taquipneia, vómitos, diarreia, poliúria e delírio) e podem necessitar de uma série de tratamentos médicos (terapia antiviral, antibióticos, moléculas antineoplásicas). Esta combinação de medicação e distúrbios digestivos predispõe-nos a desenvolver diferentes tipos de distúrbios electrolíticos [4, 11,12].

Desde a descoberta da SIDA, há 34 anos, no Mali, o que é que se passou sobre este assunto? Não foram realizados estudos específicos sobre os distúrbios electrolíticos, apesar de alguns destes distúrbios serem tão letais como outras doenças. Assim, pensámos que seria interessante analisar os distúrbios electrolíticos dos pacientes infectados pelo VIH durante a hospitalização.

Pergunta de investigação: Qual é a frequência dos distúrbios electrolíticos nos doentes infectados pelo VIH nos hospitais do Ponto G?

Hipóteses de investigação :

- Existe uma relação entre os distúrbios electrolíticos e os sinais clínicos apresentados pelos doentes infectados pelo VIH.
- Existe uma relação entre estes distúrbios electrolíticos e os factores que os promovem.
- Estas perturbações são pouco reconhecidas ou pouco valorizadas.

OS OBJECTIVOS

1-Objetivo geral :

Descrever os distúrbios electrolíticos em doentes com VIH/SIDA internados no serviço de doenças infecciosas do Hospital Universitário Point "G".

2-Objectivos específicos :

- determinação da frequência dos distúrbios electrolíticos nos doentes ;
- descrever os sinais clínicos associados a distúrbios electrolíticos em pacientes ;
- identificar os factores que contribuem para os distúrbios electrolíticos.

1 INFORMAÇÕES GERAIS

I-1-Infeção por VIH

I-1-1-Definição :

A infeção pelo vírus resulta numa deterioração progressiva do sistema imunitário, conduzindo à imunodeficiência [13,14].

O termo SIDA aplica-se às fases mais avançadas da infeção pelo VIH, definidas pela ocorrência de uma ou mais das vinte infecções oportunistas ou cancros associados ao VIH [13,14].

I-1-2-História :

Em 5 de junho de 1981, os Centros de Controlo de Doenças de Atlanta notificaram vários casos de uma forma rara de pneumonia que afectava especificamente jovens homossexuais do sexo masculino (3 casos tinham sido notificados em 1980).

No final desse ano, já se sabia que a doença causava imunodeficiência e era transmitida por contacto sexual e pelo sangue. Sabia-se também que afectava não só os homossexuais, mas também os consumidores de drogas injectáveis (UDI) e os receptores de transfusões de sangue.

Em 1982, vários investigadores de todo o mundo começaram a atuar à medida que a doença se propagava para além das fronteiras americanas. Em França, a doença foi observada em hemofílicos que tinham recebido transfusões de sangue, sugerindo que o agente infecioso era um vírus.

O nome SIDA foi utilizado pela primeira vez pelo cientista Bruce Voeller.

Em maio de 1983, na revista "Science", a equipa de Jean-Claude Chermann, do Instituto Pasteur, descreveu pela primeira vez o vírus responsável pela doença conhecida como "Vírus Associado à Linfadenopatia" ou LAV (mais tarde HIV-1).

Em 1984, foi demonstrada a atividade antirretroviral do AZT. Ao mesmo tempo, foram claramente estabelecidos os diferentes modos de transmissão do vírus.

Em 1985, um segundo vírus, o LAV-2 (mais tarde VIH-2), foi isolado de um doente da África Ocidental.

Em 1986, a comunidade científica adoptou o nome VIH (vírus da imunodeficiência humana). Foi disponibilizada a primeira terapia com AZT, mas ainda era dispendiosa e altamente tóxica. As Nações Unidas criam o seu primeiro programa de luta contra a SIDA.

Em 1987, o teste de despistagem do VIH-2 foi desenvolvido pela "Diagnostics Pasteur".

[er] Em 1988, a Organização Mundial de Saúde (OMS) proclamou o dia 1 de dezembro como o Dia Mundial da SIDA.

Em 1994, foram combinados dois medicamentos (3TC e AZT), que se revelaram mais eficazes do que um único medicamento. Um ensaio terapêutico franco-americano demonstrou que a transmissão do vírus da mãe para o feto era reduzida com a utilização do AZT [13,15].

I-1-3-Epidemiologia

I-1-3-1-Epidemiologia analítica

I-1-3-1-1-O agente patogénico :

Até à data, existem dois tipos principais de VIH, o VIH-1 e o VIH-2 [13,16].

I-1-3-1-1-1-Classificação :

O VIH-1 e o VIH-2 pertencem à família dos retrovírus. Esta família está subdividida em três subfamílias de acordo com uma classificação que tem em conta critérios de patogenicidade e parâmetros filogenéticos: *Oncovírus*, *Spumavírus* e *Lentivírus* [17].

- *Oncovírus*: estão associados a tumores e leucemias. O HTLV (Human T-cell Leukemia Virus) pertence a esta subfamília. Um vírus semelhante denominado STLV (Simian T Leukemia Virus), cujo genoma é muito próximo do do vírus humano HTLV-1, foi isolado de várias espécies de macacos [17].
- *Spumavírus:* foram identificados em muitos mamíferos, mas não têm patogenicidade reconhecida nos seres humanos ou nos animais. [17]
- *Lentivírus*: citopatogénicos, induzindo doenças de progressão lenta. Apenas o VIH-1 e o VIH-2 são patogénicos para os seres humanos [17].

I-1-3-1-1-2-Estrutura do VIH

O vírus da SIDA inclui :

J um envelope viral constituído por uma bicamada lipídica e dois tipos de glicoproteínas: gp120 e gp41.

A molécula gp41 atravessa a bicamada lipídica, enquanto a molécula gp120 ocupa uma posição mais periférica: actua como um recetor viral para a molécula de membrana TCD4 das células hospedeiras. O envelope viral é derivado da célula hospedeira: como resultado, contém várias proteínas da membrana da célula hospedeira, incluindo moléculas MHC.

J um núcleo viral ou nucleocápside, que inclui uma camada de proteínas p17 e uma camada mais profunda de proteínas p24.

J um genoma constituído por duas cópias de ARN de cadeia simples associadas a duas moléculas de transcriptase reversa (p64) e outras proteínas enzimáticas (p10 protease e p32 integrase) [18].

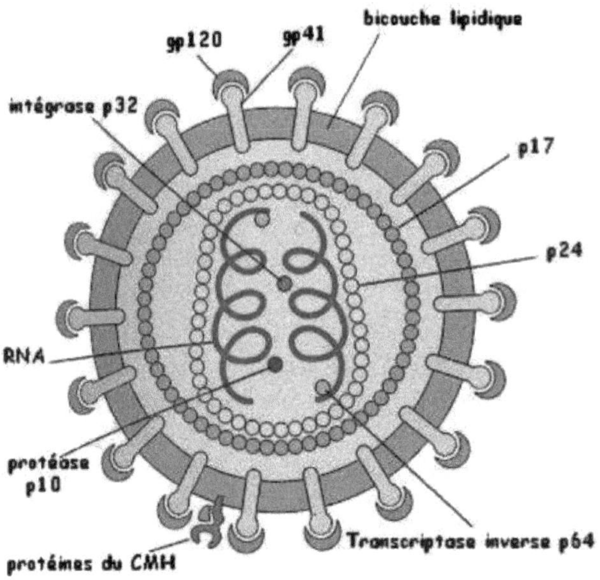

Figura I: Organigrama do VIH [18].

I-1-3-1-1-3-Propriedades físico-químicas :

O VIH é inactivado pela maioria dos processos físicos e químicos utilizados na desinfeção ou esterilização [19].

O VIH é um vírus sensível ao calor. É inactivado por aquecimento a 56°C durante 30 minutos, em menos de 15 minutos a uma temperatura superior a 100°C (autoclave) [20].

No ambiente externo, pode sobreviver em solução aquosa durante mais de 15 dias à temperatura ambiente (23 a 27°C) e mais de 11 dias a 37°C.

A sua inativação após secagem é completa em 3 a 7 dias.

No entanto, este vírus é resistente às radiações ionizantes, qualquer que seja a dose utilizada [20].

Quanto aos desinfectantes habituais, estes inactivam rapidamente o VIH em concentrações comuns:

A lixívia a 12° clorométrica diluída 1:10 inativa o VIH em 15 minutos.

A sensibilidade do vírus ao hipoclorito de sódio significa que este desinfetante pode ser utilizado não só em superfícies, mas também para desinfetar seringas utilizadas por toxicodependentes.

Os aldeídos são muito eficazes.

O glutaraldeído a 2% inativa o VIH em 10 minutos e a 0,2% em 30 minutos.

Estes produtos são utilizados principalmente para a desinfeção de instrumentos.

No que diz respeito aos anti-sépticos, o etanol (álcool a 70%) é ativo num minuto, o iodo polividona (Betadine) em 15 minutos e a clorexidina a 2% (Hibiscrub, Hibitane), que normalmente não é muito virucida, é rapidamente ativa aqui [20].

O amónio quaternário, um antissético e desinfetante de superfícies, inativa o VIH em 10 a 30 minutos a 0,1% [20].

Outros agentes químicos activos no VIH, tais como: produtos de iodo a 10%, fenóis, peróxido de hidrogénio, formaldeídos a 0,1% [20].

I-1-3-1-1-4-Variabilidade genética :

Enquanto o VIH-1 está distribuído por todo o mundo, o VIH-2 é mais prevalente na África Ocidental.

O VIH-1 divide-se em três grupos:

Grupo M (grupo principal, >98%),

Grupo O (outlier, <1%),

Grupo N (novo, <1%).

O grupo M é responsável pela maioria das infecções pelo VIH-1 em todo o mundo e pode ainda ser subdividido em subtipos (clados) filogeneticamente reconhecidos: Subtipo A: 23%; Subtipo B: 8%; Subtipo C: 56%; Subtipo D: 5%; Subtipo E: 5%; e Subtipo F-K: 3%. Existem também recombinantes, que contêm uma mistura destes subtipos. Os recombinantes mais comuns são as misturas dos subtipos AE e AG; menos comuns são as misturas dos subtipos AGHK, AFGHJK, AB e BC [16].

I-1-3-1-1-5-O reservatório do vírus :

A multiplicação do vírus é possível em todos os mamíferos, mas o reservatório tornou-se estritamente humano (seropositivos assintomáticos e doentes sintomáticos) [17].

Nos seres humanos, o VIH tem como alvo dois tipos de células: aquelas em que se replica e aquelas em que se encontra num estado quiescente.

- Células-alvo nas quais o VIH se replica: são células que exprimem o recetor CD4 e um dos coreceptores (CCR1, CCR3, CCR5, CCR2b, CXCR4, etc.) na sua superfície: linfócitos CD4+, monócitos e macrófagos, células dendríticas, células de Langherans e células microgliais cerebrais [21].
- Células-alvo nas quais o VIH está quiescente: são as células dendríticas foliculares presentes nos centros germinais dos gânglios [17].

I-1-3-1-2-Modos de transmissão :

O VIH é transmitido de três formas principais [22].

I-1-3-1-2-1-Transmissão sexual :

É transmitida através da mucosa oral, vaginal ou rectal quando esta entra em contacto com secreções sexuais ou sangue que contém o vírus.

I-1-3-1-2-2-A rota homossexual :

É mais frequente no Ocidente do que em África. Dada a diversidade de práticas sexuais efectuadas por um mesmo indivíduo, são raras as seroconversões ligadas a práticas orais-anais ou orais-genitais entre homens. No entanto, é muito provável que tenham ocorrido alguns casos de contaminação [17].

I-1-3-1-2-3-A via heterossexual :

É o vírus mais difundido no mundo. A nível mundial, 75-85% das infecções por VIH são adquiridas através de relações sexuais não protegidas, em comparação com 5-10% entre os homossexuais [17].

Na África subsariana e no Mali, quase 90% dos casos são atribuíveis à transmissão heterossexual [17,23].

I-1-3-1-2-4-Transmissão sanguínea :

É transmitida através do sangue que contém o vírus.

- Transfusão de sangue e derivados do sangue: uma melhor seleção dos dadores e testes de despistagem mais sensíveis reduziram consideravelmente o risco de contaminação por esta via [22].
- Consumo de drogas por via intravenosa: a prática de partilhar agulhas ou produtos entre consumidores de drogas injectáveis (UDI) permite que uma pequena quantidade de sangue seja inoculada por via venosa de uma pessoa infetada para outra. Isto leva à transmissão da infeção pelo VIH [22].
- A reutilização de agulhas usadas, não esterilizadas [17].
- Contaminação profissional: a transmissão entre os profissionais de saúde só foi documentada em casos de exposição a sangue ou a fluidos que contenham visivelmente sangue. Os acidentes que levaram à contaminação pelo VIH ocorreram principalmente durante feridas ou injecções com equipamento médico-cirúrgico contaminado.

Mais raramente, foi salpicado na pele lesionada ou numa membrana mucosa. A transmissão na direção de enfermagem é excecional [17].

Particularidades africanas e malianas: práticas tradicionais como a tatuagem, a escarificação, a excisão, a circuncisão, etc.

I-1-3-1-2-5-Transmissão vertical ou materno-fetal :

A transmissão do VIH da mãe para o filho pode ocorrer em diferentes fases: no útero, nas semanas que precedem o parto (1/3 dos casos), no momento do parto (2/3 dos casos) ou durante a amamentação (casos isolados) [17]. A utilização de ARV reduziu a taxa de transmissão do VIH por esta via em 70%, com apenas 6% das crianças afectadas [24].

I-1-3-1-2-6-Outros modos de transmissão :

A transmissão pode ocorrer durante o transplante. Pode haver exposição a fluidos biológicos dos quais o VIH foi isolado: saliva, lágrimas, urina, líquido cefalorraquidiano, lavagem broncoalveolar. Mas a presença do vírus não significa automaticamente que ele seja transmissível, devido à baixa concentração do vírus e à possível presença de componentes que o inactivam. No caso destes fluidos biológicos, o risco de contaminação é teórico, não tendo sido publicado nenhum caso de contaminação pelo VIH através da exposição a estes fluidos sem sangue visível [22].

I-1-3-1-3-Factores que favorecem a transmissão :

Dependem da via de transmissão.

I-1-3-1-3-1- Factores que favorecem a transmissão sexual :

- Parceiro seropositivo para o VIH conhecido,
- Infecções ou lesões genitais no parceiro,
- Relações sexuais durante a menstruação,
- Sexo ocasional sem proteção,
- Relações anais desprotegidas,

Escoriações microscópicas durante o ato sexual e infecções ou lesões genitais no parceiro são potenciais pontos de entrada para o VIH durante relações sexuais não protegidas [17,23].

I-1-3-1-3-2- Factores que favorecem a transmissão sanguínea :

- Transfusão: Existe um período de janela serológica, qualquer que seja a técnica de rastreio utilizada nos centros de transfusão de sangue, e a utilização de testes de rastreio de baixa sensibilidade aumentaria o risco de transmissão do VIH por esta via [22].
- Consumo de drogas por via intravenosa: pensa-se que o risco de transmissão por esta via é aumentado pela partilha da seringa e/ou agulha para injeção, pela partilha da preparação (droga), pelo imediatismo da partilha da seringa, pelo padrão de injeção do parceiro (mais de uma injeção/dia) e, finalmente, pelo número de consumidores de drogas por via intravenosa (UDI) presentes [17].

I-1-3-1-3-3- Factores que favorecem a transmissão materno-fetal :

^{3}A presença de manifestações clínicas de SIDA ou uma contagem baixa de CD4 (<200/mm) na altura da gravidez, uma carga viral plasmática elevada (antigenemia p24 elevada, viremia plasmática elevada), uma infeção recente da mãe e uma exposição intensa do feto aos fluidos corporais da mãe infetada durante a gestação ou o parto são factores que favorecem a transmissão do VIH da mãe para o filho [22, 23].

I-1-3-1-4-O ciclo de replicação :

As fases de replicação do vírus são comuns a todos os retrovírus. A sua compreensão é essencial para a procura de moléculas activas que bloqueiem uma ou mais fases deste ciclo.

1ª fase: penetração do vírus na célula

Esta fase requer a fusão da gp120 através da membrana da célula hospedeira (é aqui que entram em ação os inibidores da fusão), seguida do reconhecimento pelo envelope do vírus (gp120) dos receptores (molécula CD4) e dos coreceptores celulares do VIH (CXCR4 e CCR5). Esta etapa é inibida por inibidores de CCR5 ou CXCR4.

2ª fase: transcrição reversa de l'RNA para DNA

A síntese do ADN proviral resulta da cópia do ARN viral pela transcriptase reversa; durante esta síntese, esta enzima comete erros (1 por cada 10 000 cópias do vírus) que são responsáveis pela variabilidade genética. Os inibidores da transcriptase reversa inibem esta etapa.

3ª fase: integração do ADN viral no genoma da célula através da integrase viral. Esta etapa é inibida por anti-integrases.

4ª fase: produção de novas partículas virais com :

- transcrição do ADN viral em ARN ;
- seguida da síntese de proteínas virais a partir do ARN mensageiro viral
- por fim, a montagem das proteínas virais após a ativação das proteases, fase inibida pelas anti-proteases, e a formação de novas partículas virais libertadas no sector extracelular prontas a infetar outras células.

A replicação do vírus é intensa, com cerca de 1 a 10 mil milhões de vírus produzidos todos os dias por uma pessoa infetada não tratada [21].

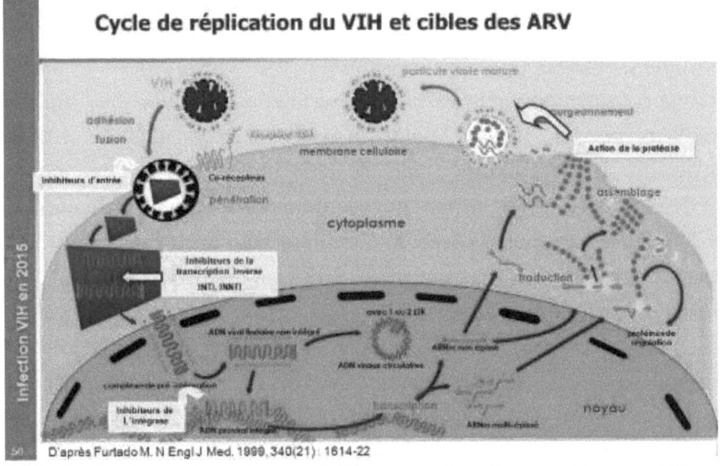

Figura II: Ciclo de replicação do VIH com os locais de ação dos ARV

I-1-3-2-Epidemiologia descritiva :

No mundo

Em todo o mundo, 36,7 milhões [30,8 milhões - 42,9 milhões] de pessoas viviam com o VIH; 1,8 milhões [1,6 milhões - 2,1 milhões] de pessoas foram infectadas recentemente com o VIH e 1,0 milhões [830 000 - 1,2 milhões] de pessoas morreram de doenças relacionadas com a SIDA até ao final de 2016 [25].

Em África: de acordo com as estimativas da OMS, 70% das pessoas infectadas com o VIH vivem na África Subsariana [13].

No Mali

De acordo com o Inquérito Demográfico e de Saúde do Mali (EDSM IV), a prevalência de

A infeção pelo VIH é de 1,3% em homens e mulheres com idades compreendidas entre os 15 e os 49 anos [26].

I-1-4-Patofisiologia :

A partir do momento da infeção primária, o vírus replica-se ativamente e propaga-se por todo o organismo. Formam-se assim reservatórios virais, com o vírus a integrar-se nas células (gânglios linfáticos, tecido linfoide do tubo digestivo), o que lhe permite escapar ao reconhecimento do sistema imunitário.

As células alvo do vírus são :

- Linfócitos CD4,
- monócitos/macrófagos,
- células da microglia cerebral.

O VIH destrói progressivamente o sistema imunitário, infectando os linfócitos CD4 (mecanismo direto) e desencadeando uma ativação imunitária que conduz a múltiplos fenómenos imunitários patológicos, incluindo a destruição dos linfócitos CD4 (mecanismo indireto). [3]Quando a contagem de linfócitos CD4 desce abaixo dos 200/mm, surgem infecções oportunistas, com o aparecimento da SIDA clínica.

Devido ao estabelecimento precoce de reservatórios virais e à persistência de uma replicação mínima do vírus, que leva à seleção de vírus que escapam à resposta imunitária do hospedeiro, mesmo os tratamentos anti-retrovirais altamente eficazes ainda não foram capazes de erradicar o vírus.

Além disso, a replicação persistente do vírus resulta numa ativação constante do sistema imunitário, que é insuficiente para controlar o VIH e é prejudicial para muitos órgãos (coração, ossos, vasos sanguíneos, rins, etc.).

As células CD4 são rapidamente renovadas até que uma lesão nos órgãos linfóides centrais (timo) impeça a sua regeneração [21].

I-1-5-Aspectos clínicos

I-1-5-1-A história natural da infeção pelo VIH :

A história natural refere-se à ordem natural e previsível em que ocorrem as manifestações clínicas e biológicas da infeção pelo VIH. Esta ordem é modificada pelo início cada vez mais precoce de um tratamento antirretroviral eficaz. A evolução clínica espontânea da infeção pelo VIH divide-se em três fases [17].

I-1-5-1-1-Infeção primária pelo VIH :

Os primeiros sintomas aparecem 10 a 15 dias após a infeção em cerca de 20% das pessoas. Incluem a síndrome da mononucleose, febre, faringite, adenopatia cervical, mais raramente meningoencefalite asséptica, mielite aguda, neuropatia periférica, paralisia facial, exantema macular e perturbações digestivas [20].

Estes sintomas podem estar ausentes, passar despercebidos, especialmente em ambientes tropicais, ou ser confundidos com gripe ou mononucleose [27].

Todos estes sintomas melhoram em cerca de dez dias e o doente entra na fase assintomática, que dura 4 a 10 anos para o VIH-1 e 20 a 25 anos para o VIH-2 [27].

Três a seis semanas após a infeção com VIH, os anticorpos tornam-se detectáveis no soro dos indivíduos infectados.

I-1-5-1-2-Fase assintomática :

Trata-se de uma fase clinicamente latente, mas biologicamente ativa. A replicação viral é constante, com deterioração progressiva do sistema imunitário. Este facto determinará o aparecimento das manifestações clínicas da fase sintomática.

^{3}A contagem de CD4 diminui gradualmente ao longo de alguns anos de 500 para 350 por mm . ^{3}Segue-se uma fase conhecida como progressão, na qual a queda do CD4 acelera para menos de 200 por mm em poucos meses. Este é um fator de prognóstico para a progressão para SIDA, em que a carga viral é máxima [17].

I-1-5-1-3-Fase da SIDA :

Durante esta fase, ocorrem as chamadas infecções oportunistas, sendo as principais a tuberculose, a pneumocistose, a toxoplasmose, a criptococose, a coccidiose e a candidíase [27].

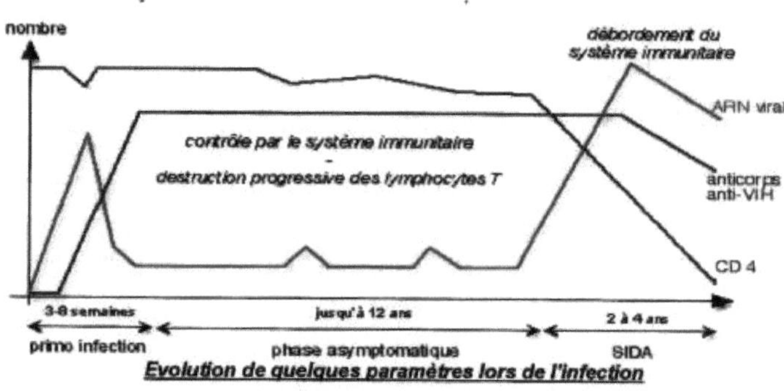

Figura III: Alterações de alguns parâmetros durante a infeção [13, 28].

I-1-5-2-Manifestações clínicas

I-1-5-2-1-Manifestações dermatológicas :

As manifestações dermatológicas são observadas em quase 80% dos doentes com SIDA e em 60% dos doentes numa fase inicial.

A candidíase oral, a dermatite seborreica, a secura cutânea, a doença de Kaposi, a dermatofitose e o herpes mucocutâneo são as dermatoses mais comuns. Uma caraterística particular da SIDA em ambientes tropicais é a elevada frequência de prurigo. Algumas destas dermatoses têm valor prognóstico, reflectindo a extensão da deficiência imunitária.

A história natural das manifestações dermatológicas da SIDA foi profundamente alterada pela introdução de tratamentos eficazes. A introdução destes tratamentos pode, por vezes, ser acompanhada pelo aparecimento de certas dermatoses (herpes zoster, foliculite), mas a maior parte delas melhora espontaneamente. Infelizmente, a utilização destes tratamentos está também associada à ocorrência de novos efeitos indesejáveis: síndroma de hipersensibilidade aos medicamentos, síndroma lipodismórfica [2933].

I-1-5-2-2-Sintomas digestivos :

O trato digestivo é um dos principais órgãos-alvo durante a infeção pelo VIH. É o órgão mais rico em células imunocompetentes do corpo e, por conseguinte, um dos principais reservatórios do VIH.

A diarreia crónica é o principal sinal digestivo e o segundo principal sintoma da SIDA nas zonas tropicais. Pode ser intermitente, líquida ou sanguinolenta.

A sua etiologia é geralmente infecciosa, exigindo testes adicionais para identificar o agente causador, que é mais frequentemente *Salmonella*, *Shigella*, micobactérias atípicas, *Cryptospridium*, *Giardia*, *Candida* e *CMV*.

As náuseas e os vómitos podem acompanhar a diarreia. A candidíase oral-faríngea é comum e é considerada uma infeção oportunista em crianças com mais de um ano de idade. É frequentemente acompanhada de resofagite.

Desde a utilização de estratégias anti-retrovirais que permitem um controlo eficaz da replicação do VIH e a restauração da função imunitária, a frequência das infecções do trato digestivo diminuiu drasticamente e é agora uma causa menor de perturbações do trato digestivo [30, 34].

I-1-5-2-3-Sintomas respiratórios

Frequente e grave, a doença respiratória sempre desempenhou um papel importante na evolução espontânea da doença pelo VIH, ocorrendo em mais de 80% dos doentes com SIDA, mas também é comum na forma latente ou manifesta em fases mais precoces.

Clinicamente, os sinais pulmonares na SIDA não são muito específicos. A apresentação da pneumopatia é muito variável: insidiosa e de agravamento progressivo, ou muito súbita, com dificuldades respiratórias que se desenvolvem em poucas horas.

O quadro é dominado principalmente por uma tosse produtiva, frequentemente uma pneumonia aguda com hipoxia grave que requer cuidados intensivos. Noutros casos, o quadro clínico permanece fraco na ausência de condensação.

Certas infecções podem ser precedidas de sinais ligeiros: taquicardia isolada, dispneia, dores no peito, febrícula.

Podem ser encontradas certas complicações pulmonares, como a micobacteriose, a doença de Kaposi, o linfoma e, sobretudo, a pneumonia intersticial linfoide, que afecta principalmente as crianças infectadas pelo VIH.

A pneumonia intersticial linfoide caracteriza-se por uma tosse associada a um hipocrito digital, hipertrofia das glândulas salivares e linfadenopatia.

Na ausência de superinfeção, a febre está ausente e a dispneia e outros sinais físicos pulmonares aparecem durante a revolução.

Nos doentes que recebem tratamento antirretroviral, a incidência destas patologias respiratórias está a diminuir em alguns casos, permanecendo mais ou menos estável noutros; sobretudo, surgiram e continuam a ser descritas novas manifestações respiratórias ligadas à reconstituição imunitária [13, 35].

I-1-5-2-4-Manifestações neurológicas

Não são invulgares. Nos adultos das zonas tropicais, o principal sintoma é a cefaleia, que está presente em praticamente todos os doentes com uma síndrome neurológica. É persistente e violenta, por vezes acompanhada de agitação e insónia. É um sinal de criptococose cerebral ou de toxoplasmose cerebral.

As manifestações neurológicas estão presentes em 50% das crianças infectadas e podem ser observadas mesmo na ausência de quaisquer outros sinais. É feita uma distinção entre :

- encefalopatia com um curso progressivo marcado por regressão psicomotora que conduz à demência e à morte;
- encefalopatia que evolui por fases, com um bom prognóstico;
- défice de crescimento cerebral com microcefalia e atrofia cerebral na tomografia computorizada;
- perturbações motoras com síndroma piramidal: a rigidez é constante, os reflexos do arco persistem após quatro meses e o clonus da rótula está presente.
- atraso no desenvolvimento psicomotor ;
- ataxia e convulsões.

Os estudos do LCR podem mostrar anticorpos anti-HIV ou antigénios virais. A doença pode evoluir para quadriplegia espástica com sinais de paralisia pseudobulbar.

Os recentes avanços terapêuticos, que permitem um melhor controlo da infeção, modificaram a frequência das complicações nos doentes em acompanhamento e tratamento e, em alguns casos, o prognóstico de certas manifestações oportunistas melhorou consideravelmente graças à restauração imunitária. O sistema nervoso pode também funcionar como reservatório da infeção pelo VIH [36-38].

I-1-5-2-5-Sintomas estomatológicos:

Podem ser indicativos de infeção por VIH. São dominadas por micoses orais, das quais existem várias formas:

- A forma pseudomembranosa é a forma habitual conhecida como "aftas", que começa com uma sensação de cozedura ou um sabor metálico, seguida do aparecimento de máculas vermelhas que representam uma estomatite eritematosa difusa. As gengivas são geralmente respeitadas.
- A forma eritematosa é essencialmente marcada por glossite.
- A perleche ou queilite angular é uma localização mucocutânea da comissura labial.
- A forma hiperplásica, que é o aspeto pseudo-tumoral da micose.

Para além das micoses orais, podem ser observadas ulcerações da mucosa bucal, conhecidas como leucoplasia de chibé [13, 39].

O advento da terapia antirretroviral altamente eficaz, em particular os inibidores da protease e os inibidores não nucleotídicos, alterou profundamente o panorama da infeção pelo VIH [13].

I-1-5-2-6-Aspectos nutricionais da infeção pelo VIH :

A subnutrição é e continua a ser uma das principais complicações da SIDA. A perda de peso durante a infeção pelo VIH é marcada pelo seu início precoce e pela rapidez e gravidade da sua progressão.

Durante o curso da SIDA, a perda de peso excede frequentemente
20% do peso anterior à doença.

A importância da desnutrição na SIDA levou o Center for Diseases Control (CDC) de Atlanta, em 1987, a considerar uma síndrome específica, a síndrome de definhamento (WS), como um indicador de SIDA. Esta síndrome caracteriza-se por uma perda de peso involuntária superior a 10% do peso inicial, associada a diarreia ou astenia e febre, na ausência de qualquer etiologia infecciosa ou tumoral. Esta desnutrição caracteriza-se por uma perda predominante de massa corporal magra, em contraste com a desnutrição pura devida a uma deficiência de proteínas e de energia [13, 40].

I-1-5-2-7-Manifestações hematológicas :

As anomalias hematológicas de todas as linhagens sanguíneas são comuns em todas as fases da infeção pelo VIH. Durante o período de infeção primária, pode observar-se transitoriamente hiperlinfocitose acompanhada de síndrome de mononucleose e trombocitopenia.

As anomalias hematológicas mais frequentes são as citopenias, que são quase constantes numa fase avançada da infeção.

Podem ser devidas a uma complicação da doença ou ao VIH, caso em que podem ser centrais e ligadas a uma produção medular ou periférica insuficiente. A trombocitopenia imunológica é a manifestação mais frequente deste último tipo de citopenia, particularmente em doentes que ainda não se encontram na fase de SIDA [13, 41].

I-1-5-2-8-Manifestações nefrológicas no VIH :

Os aspectos nefrológicos da doença do VIH dizem respeito tanto à lesão renal associada à infeção pelo VIH como à lesão renal causada pela nefrotoxicidade dos medicamentos utilizados na infeção pelo VIH.

As manifestações nefrológicas do doente seropositivo para o VIH podem ser classificadas em cinco categorias insuficiência renal aguda; distúrbios electrolíticos (disnatremia, síndrome de secreção inapropriada de ADH, discalemia, hipocalcemia ou hipercalcemia, hipomagnesemia, hipofosfatemia ou hiperfosfatemia); glomerulonefrite associada à infeção pelo VIH; nefrotoxicidade dos antivirais e insuficiência renal crónica [42-45].

I-1-5-2-9-Outros eventos :

São muitos e variados:

- hipertrofia crónica da parótida ;
- cardiomiopatia com hipertrofia ventricular esquerda, especialmente em crianças;
- Corioretinite *por CMV*;
- otite e mastoidite ;
- púrpura trombocitopénica e anemia hemolítica autoimune.

É de notar que o VIH tem um tropismo variável que pode afetar todos os órgãos, resultando numa variedade de sintomas [13].

I-1-5-3-Fases clínicas da infeção pelo VIH e classificação revista da OMS para adultos e adolescentes:

Esta é uma classificação clínica que se aplica a qualquer pessoa seropositiva com idade igual ou superior a 15 anos [46,47].

Infeção primária pelo VIH

- Assintomático
- Síndrome retroviral agudo ou infeção primária sintomática

Fase 1

- Assintomático
- Linfadenopatia generalizada persistente

Fase 2

- ❖ Perda de peso moderada e inexplicada (< 10% do peso presumido ou medido)
- ❖ Infecções respiratórias recorrentes (infecções das vias respiratórias, sinusite, bronquite, otite média, faringite)
- ❖ Zona
- ❖ Perleche
- ❖ Úlceras orais recorrentes
- ❖ Prurigo
- ❖ Dermatite seborreica
- ❖ Infecções fúngicas das unhas (onicomicose)

Fase 3

Doenças para as quais o diagnóstico presuntivo pode ser feito com base em sinais clínicos ou testes simples

- ❖ Perda de peso grave (> 10% do peso corporal presumido ou medido)
- ❖ Diarreia crónica inexplicada com duração superior a 1 mês
- ❖ Febre prolongada e inexplicável (intermitente ou constante) com duração superior a 1 mês
- ❖ Candidíase oral
- ❖ Leucoplasia pilosa da língua
- ❖ Tuberculose pulmonar diagnosticada nos dois anos anteriores
- ❖ Infecções bacterianas graves (por exemplo, pneumonia, piomiosite, infeção das articulações ou dos ossos, meningite, etc.)
- ❖ Estomatite/gengivite/periodontite ulcero-necrotizante aguda

Condições para as quais o diagnóstico deve ser confirmado

- ❖ Anemia inexplicada (<8 g/dl) e/ou neutropenia (<500/mm3) e/ou trombocitopenia (<50 000/mm3) durante mais de um mês.

Fase 4

Doenças para as quais pode ser feito um diagnóstico presuntivo com base em sinais clínicos ou testes simples

- ❖ Síndrome Cachectic
- ❖ Pneumonia por *Pneumocystis jirovecii*
- ❖ Pneumonia bacteriana ou radiológica recorrente grave
- ❖ Herpes crónico (oro-labial, genital, ano-rectal com duração superior a um mês)
- ❖ Candidíase resofágica
- ❖ Tuberculose extra-pulmonar
- ❖ Doença de Kaposi
- ❖ Toxoplasmose cerebral

- Encefalopatia VIH

Condições para as quais o diagnóstico deve ser confirmado

- Criptococose extra-pulmonar, incluindo meningite
- Infeção disseminada por micobactérias não tuberculosas
- Candidíase da traqueia, dos brônquios ou dos pulmões
- Criptosporidiose
- Isosporose
- Infeção herpética visceral
- Infeção *por citomegalovírus* (retinite ou outra infeção que não do fígado, baço ou gânglios linfáticos)
- Leucoencefalopatia multifocal progressiva
- Micoses disseminadas (por exemplo, histoplasmose, coccidioidomicose), penicilose,...)
- Septicemia recorrente *por Salmonella* non typhus
- Linfoma (cerebral ou de células B não-Hodgkin)
- Cancro invasivo do colo do útero
- Leishmaniose visceral

I-1-6-Diagnóstico biológico

I-1-6-1-Diagnóstico serológico

I-1-6-1-1-Testes de seleção :

Ensaio de imunoabsorção enzimática (ELISA)

- A deteção de anticorpos contra o VIH baseia-se em ensaios de imunoabsorção enzimática (ELISA).
- Os testes de quarta geração utilizados são altamente sensíveis. Permitem a deteção combinada da proteína p24 do VIH-1 e dos anticorpos IgM e IgG anti-HIV-1 e anti-HIV-2. Estes testes permitem reduzir em alguns dias a janela de oportunidade durante a qual a serologia é negativa no decurso da infeção primária.

Além disso, estão também disponíveis os chamados testes rápidos, que dão uma resposta em poucos minutos ou horas, e que podem ser facilmente efectuados sem necessidade de equipamento sofisticado. São utilizados em situações de emergência ou em acidentes de exposição.

I-1-6-1-2- **Teste de confirmação:** Western-Blot

O Western blotting é utilizado para detetar anticorpos dirigidos contra as várias proteínas do VIH: glicoproteínas do envelope (gp160, gp120, gp41), proteínas do núcleo codificadas pelo gene gag (p55, p24, p17) e enzimas codificadas pelo gene pol (p66, p51, p31).

Os critérios para um teste positivo são os definidos pela OMS e consistem na presença de anticorpos visualmente marcados por bandas contra pelo menos duas glicoproteínas do envelope, gp41, gp120 ou gp160.

Na prática, o soro a testar é submetido a dois testes de despistagem do seguinte tipo

ELISA (ou um teste ELISA e um teste rápido) para a deteção de anticorpos contra o VIH-1 e o VIH-2.

❖ Se o resultado for duplamente negativo, podemos confirmar a ausência de seroconversão do VIH e, por conseguinte, exceto no caso de uma forte suspeita de infeção primária muito recente, a ausência de infeção pelo vírus.

❖ Se o resultado for dissociado ou duplamente positivo, recorre-se ao Western blotting. A presença de bandas no Western blot que não cumprem os critérios de positividade define um Western blot indeterminado, que pode indicar seroconversão do VIH-1 ou infeção pelo VIH-2 em curso [13, 21].

O Western blot é o método de referência habitual. No entanto, o RIPA (Radio Immuno Precipitation Assay) é mais sensível e mais específico do que o Western blot [17].

❖ **A situação particular da infeção primária recente**

Após a infeção, o VIH multiplica-se silenciosamente no organismo durante cerca de dez dias. Segue-se a viremia, que pode ser acompanhada de manifestações clínicas de infeção primária, precedendo a seroconversão, ou seja, o aparecimento de anticorpos.

Nesta fase serológica latente, a PCR, o isolamento viral e a antigenemia detectam a viremia primária, permitindo antecipar em alguns dias o diagnóstico serológico da infeção. O ARN viral é detetável 8 a 10 dias após a infeção, a antigenemia p24 cerca de 15 dias após a infeção e os anticorpos séricos 22 a 26 dias após a infeção. As seroconversões que ocorrem mais de 3 meses após a exposição são excepcionais (<1%) [17].

I-1-6-2-Qualificação de vírus :

Determinação da carga viral

O RNA viral plasmático (carga viral plasmática), sinal de replicação viral, pode ser quantificado por amplificação genómica (PCR). O limiar de deteção desta técnica situa-se atualmente entre 20 e 200 cópias/ml, consoante a técnica. A carga viral é de importância vital no controlo da infeção pelo VIH:

❖ É um fator de prognóstico para a progressão da infeção pelo VIH não tratada: quanto mais elevada for a carga viral, mais rápido será o declínio dos linfócitos CD4 e maior será o risco de progressão da doença;

❖ é um elemento essencial do controlo do tratamento antirretroviral.

O objetivo do tratamento antirretroviral é alcançar e manter uma carga viral indetetável. Pode observar-se um aumento isolado da carga viral, se esta se mantiver abaixo das 1000 cópias/ml, sem significado patológico. Qualquer valor acima do limiar de repetição do fagon deve levar a uma investigação sobre a causa desta falha virológica [17].

I-1-7-Gestão da infeção pelo VIH/SIDA no Mali

I-1-7-1-Atendimento psicossocial

Não há forma de prever a reação de um indivíduo ao diagnóstico de seropositividade ao VIH. O choque é uma reação normal a uma notícia que põe a vida em risco e pode assumir muitas formas (raiva, ansiedade, medo, culpa, negação, suicídio). A abordagem psicossocial do tratamento envolve o fornecimento de informações, apoio psicológico, social e emocional, permitindo que os sentimentos sejam expressos e discutidos, e encorajando o estabelecimento de cuidados sociais e médicos [46,48].

I-1-7-2-Tratamento específico: baseado em medicamentos anti-retrovirais (ARV).

I-1-7-2-1-Inibidores nucleósidos da transcriptase reversa (NRTI)

Foram os primeiros ARV a serem comercializados e são derivados naturais de nucleósidos. São a pedra angular da terapêutica combinada. O quadro 1 apresenta uma lista dos inibidores nucleósidos [46, 47].

Tableau I: A lista de inibidores de nucleósidos disponíveis no Mali com a sua dosagem e toxicidade mais frequente [46, 47].

Designação	Dosagem	Toxicidade mais frequente	Comentários
Abacavir (ABC) Cp 300 mg Caixa / 60	• Adulto: 300 mg /12 h • Em caso de insuficiência hepática : • Luz: 300 mg/12h • Moderee : a evitar • Grave: contraindicado • 600 mg x 1/24h também é aprovado.	- Reacções de hipersensibilidade	- Após o rastreio do alelo HLA-B*5701 (em caucasianos) e apenas se for negativo (exceto se não existir outra alternativa terapêutica disponível para o doente). - consulta de 15 em 15 dias durante os primeiros 2 meses de tratamento ; - cartão de advertência entregue ao paciente ; - suspensão definitiva em caso de reação alérgica ou se essa reação não puder ser eliminada; - e devolução de todo o produto restante; - se for reintroduzido: consulta hospitalar.
Lamivudina (3TC) 150 mg comprimido Caixa / 60 Suspensão 10 mg/1ml Frasco/240ml Comprimidos de 300 mg Caixa /30	> 50 mL/min => 300 mg/24h 26 a 49 mL/min => 150 mg/24h "25 mL/min } => uma vez 150 mg hemodiálise } depois 25 a 50 mg/24 h	- Geralmente bem tolerado.	

Tenofovir (TDF) Comprimido 300 mg Btc/30	Com uma refeição, dependendo da depuração da creatinina: > 50 mL/min => 1 cp /24 h 30-49 mL/min => 1 cp /48 h 10-29 mL/min => 1 cp /72-96 h em diálise => 1 comprimido após 12 horas de diálise	- Tubulopatia proximal (incluindo síndrome de Fanconi).	Excecionalmente (se for difícil de engolir), o comprimido pode ser diluído em pelo menos 100 ml de água, sumo de laranja ou sumo de uva.
Zidovudina (AZT) Comprimido 300 mg, Caixa / 60 solução 100mg/10ml Frasco/200ml 200 mg/20ml Inj Bte/5amp	de acordo com depuração da creatinina (em mL/min) : -> 26: 300 mg/12 h - < 26 e hemodiálise: 150 mg/12 h	-Anemia ou neutropenia grave - Intolerância gastrointestinal grave - Acidose láctica	

I-1-7-2-2-Inibidores não nucleósidos da transcriptase reversa (NNRT)

São potentes e selectivos, mas inactivos contra o VIH-2 e o VIH-1 do grupo O.

Tableau II: Lista de inibidores não-nucleosídeos da transcriptase reversa transcriptase disponível no Mali com dosagem e toxicidade o mais frequente [46, 47].

Designação	**Dosagem**	**Toxicidade mais frequente**	**Comentários**
Efavirenz (EFV) Gel 200, Caixa / 90; comprimido 600 mg Caixa /30 Susp 30mg/ml Frasco/180ml	600 mg/24h em dose única diária	Toxicidade persistente e grave para o sistema nervoso central	ao deitar, com ou sem alimentos
Nevirapina (NVP) Comprimido 200 mg Solução oral 50mg/5ml Frasco/240ml	- Nos primeiros 14 dias: 200 mg por dia. - Depois: 200 mg/12 h, exceto se tiver ocorrido uma erupção cutânea durante o primeiro período. - Se > 7 dias: reintroduzir de acordo com o	-Hepatite -Reação de hipersensibilidade Erupção cutânea grave ou com risco de vida (síndroma de Stevens-Johnson e Lyell)	

	mesmo calendário.		

I-1-7-2-3-Inibidores da protease (I.P.) :

Tableau III: A lista de inibidores da protease disponíveis no Mali com a dosagem e a toxicidade mais frequentes [46,47].

Designação	**Dosagem**	**Toxicidade mais frequente**	**Comentários**
Ritonavir RTV - Cápsula mole 100 mg, Caixa / 84	Em associação com outros IPs : • 100 mg /24h com atazanavir (300 mg /24h) • 100 mg /12h com darunavir (600 mg /12h),	Perturbações digestivas: náuseas, vómitos, diarreia, dores abdominais, dispepsia, anorexia	
Atazanavir (ATV) em comprimidos 300 mg Caixa/ 30	300 mg/24h		Em combinação com outros agentes anti-retrovirais - Em adultos infectados com VIH-1 - Tendo em conta os testes de resistência e o tratamento anterior.
Lopinavir (LPV)/Ritonavir (r) Comp: 200mg/50mg 100mg/25 mg Suspensão 80/20 mg/ml Frasco/60ml (400mg+100mg)/5ml Frasco/60ml	2 comprimidos de 200/50 mg/12h, com ou sem refeição - ou (5 ml de solução oral)/12h		não mastigar, cortar ou esmagar os comprimidos.
Raltegravir RAL Comprimido 400mg B/120	400mg/12h		
Darunavir DRV	2pílulas/12h		

Comprimido 400mg B/120			

I-1-7-2-4-Combinações de ARV para adultos disponíveis no Mali

Tableau IV: Lista de combinações de ARV no Mali (adultos)

N°	Designação	Dosagem
01	3TC+AZT+ABC (150 + 300 + 300) mg comprimido, Caixa/60	1 comprimido/12h
02	TDF+3TC+EFV (300 + 300+ 600) mg comprimido Caixa/60	1 comprimido/24h à noite
03	AZT+3TC (300 + 150) mg, Caixa / 60	1 comprimido/12h
04	AZT/3TC/NVP	1 comprimido/12h
05	LPV/r	Ver acima

I-1-7-3-O objetivo do tratamento ARV

O objetivo do tratamento antirretroviral é alcançar e manter uma carga viral indetetável (cv), a fim de restaurar a imunidade, aumentando assim a esperança de vida e melhorando a qualidade de vida dos doentes [46].

I-1-7-4-Princípios do tratamento ARV no Mali

Trata-se de um tratamento para toda a vida, que exige uma excelente adesão por parte dos doentes e um controlo intensivo por parte do pessoal de saúde. O tratamento antirretroviral é uma terapia tripla que combina geralmente dois inibidores

inibidor nucleósido/nucleótido da transcriptase reversa (NRTI) para um inibidor não nucleósido da transcriptase reversa (NNRTI) ou um inibidor da protease.

As terapias de combinação fixa devem ser favorecidas para incentivar a adesão e reduzir o custo do tratamento para o país.

As moléculas utilizadas devem figurar na lista de medicamentos essenciais do Mali ou beneficiar de uma autorização especial e serão obrigatoriamente pré-qualificadas pela OMS e de uma qualificação.

I-1-7-4 Indicações para o tratamento ARV em adultos e adolescentes

O tratamento antirretroviral é indicado logo que se descobre o estatuto de VIH+ [46].

I-1-7-5-Regimes terapêuticos

Um regime de primeira linha é considerado qualquer regime de primeira linha prescrito a um doente que não tenha recebido qualquer tratamento antirretroviral. Qualquer substituição em caso de intolerância, por exemplo, é também considerada um regime de primeira linha.

Um regime de segunda linha é qualquer regime prescrito depois de o tratamento de primeira linha ter falhado.

I-1-7-5-1-Regimes de primeira linha para o VIH-1

Combinam dois NRTI e um NNRTI de fármaco preferido.

O tratamento de primeira linha preferido é o seguinte:

Tenofovir (TDF) + Lamivudina (3TC) + Efavirenz (EFV) 400

NB: O tratamento com o EFV 600 continuará até que o EFV 400 seja adquirido.

São possíveis os seguintes planos alternativos:

Zidovudina (ZDV, AZT) + Lamivudina (3TC) + Nevirapina (NVP)
Zidovudina (ZDV, AZT) + Lamivudina (3TC) + Efavirenz (EFV)
Tenofovir (TDF) + Lamivudina (3TC) + Nevirapina (NVP)

I-1-7-5-2-Casos especiais

a. Tratamento da co-infeção VIH/Tuberculose

O tratamento antirretroviral deve ser administrado como rotina a qualquer pessoa que viva com VIH e apresente tuberculose ativa, independentemente da sua contagem de linfócitos T CD4.

Existem interações medicamentosas entre os NNRTI ou os IP e a rifampicina. A nevirapina (NVP) não é recomendada devido à sua hepatotoxicidade aditiva com os medicamentos anti-tuberculose. O Efavirenz (EFV) 600 é o NNRTI preferido.

Os diagramas de 1ª linha propostos são :

ere1 opção: **Tenofovir (TDF) + Lamivudina (3TC) + Efavirenz (EFV)600**

eme2 opção: **Zidovudina (AZT) + Lamivudina (3TC) + Efavirenz (EFV)600**

b. Gestão de doentes infectados com VIH-2 ou co-infeção VIH-1 e VIH-2 (ou grupo O de doentes infectados com VIH-1)

A escolha do tratamento exclui os inibidores não nucleósidos da transcriptase reversa, que não são eficazes contra o VIH-2 ou o VIH-1 do grupo O.

Serão utilizados regimes de tratamento que combinem inibidores da transcriptase reversa nucleósidos/nucleótidos com um inibidor da protease potenciado (PI/r) ou 3 NRTI.

O tratamento de primeira linha preferido é o seguinte:

Tenofovir (TDF) + Lamivudina (3TC) + Lopinavir / Ritonavir (LPV/r)

As alternativas terapêuticas em caso de toxicidade, intolerância ou interação medicamentosa são as seguintes

Zidovudina (AZT) + Lamivudina (3TC) + ATV/r ou
Zidovudina (AZT) + Lamivudina (3TC) + Abacavir (ABC)
Tenofovir (TDF) + Lamivudina (3TC) + ATV/r

I-1-7-5-3-Second-line treatment

O regime de 2ª linha deve incluir pelo menos 2 novas moléculas, uma das quais deve pertencer a uma família diferente das utilizadas na primeira linha. A lamivudina (3TC) deve ser sempre mantida em 2ª linha.

Em caso de insucesso confirmado do tratamento do VIH 1 e 2 na primeira linha, recomenda-se o seguinte regime preferencial de segunda linha:

2 inibidores de nucleósidos/nucleótidos + 1 inibidor da protease potenciado

Os IP preferidos são : Lopinavir/ritonavir (LPV/r), Atazanavir/ritonavir (ATV/r)

I-1-7-5-4-Tratamento de terceira linha

Os doentes em falha virológica de segunda linha devem ser tratados de acordo com os resultados do teste de genotipagem da resistência.

DRV/r + DTG (ou RAL) ± 1-2 NRTI

DRV/r + 2 NRTIs ± NNRTI

I-1-7-5-5-Regime terapêutico para mulheres grávidas

O regime a propor para as mulheres grávidas será a terapia profiláctica de acordo com um dos seguintes regimes:

AZT ou TDF + 3TC + NVP
AZT + (3TC ou FTC) + EFV
(AZT ou TDF) + 3TC + (LPV/r ou IDV/r ou SQV/r ou ATV/r)

I-1-7-5-Acompanhamento de pacientes adultos e adolescentes

I-1-7-5-1-Informação e preparação do doente

Tendo em conta o carácter crónico do tratamento ARV e a importância da adesão ao mesmo para a sua eficácia, cada paciente receberá uma formação terapêutica e um apoio psicológico e social, conforme necessário, antes de iniciar o tratamento. Durante as consultas posteriores, a educação terapêutica e o apoio psicológico e social serão prestados de forma regular.

O rastreio intrafamiliar deve ser oferecido de forma natural, para que se conheça o estado de toda a família.

A prevenção secundária deve ser discutida com os parceiros sexuais do doente.

I-1-7-5-2-Avaliação inicial e acompanhamento do paciente

I-1-7-5-2-1-Pre-therapeutic assessment

É clínica e para-clínica.

Um exame clínico completo inclui o peso, a altura, o IMC, a tensão arterial, a avaliação da tuberculose e o rastreio da gravidez nas mulheres em idade fértil.

Em função do estado clínico do paciente e da plataforma técnica, será solicitada uma avaliação mínima antes do início do tratamento:

- ❖ Hemograma (CBC)
- ❖ Transaminases (ALAT)
- ❖ Glicemia

- ❖ Proteinúria (quantitativa ou qualitativa)
- ❖ Creatinemia e cálculo da depuração,
- ❖ Radiografia frontal do tórax
- ❖ Pesquisa de BAARs em casos de suspeita de TB e/ou GenExpert
- ❖ Antigénio HBs; anticorpos anti-HbC totais (IgG + IgM)
- ❖ Anticorpos anti-HCV ou HCV
- ❖ Agrupamento Rhesus
- ❖ Carga viral
- ❖ Contagem de linfócitos TCD4.
- ❖ A educação dos doentes é essencial.

I-1-7-5-2-2-Relatório de acompanhamento :

Dia 15: avaliação da adesão e da tolerância, das transaminases nos doentes que tomam Nevirapina, da proteinúria e da creatininémia nos doentes que tomam Tenofovir (em função das instalações técnicas).

Mês 1: exame clínico (incluindo o peso, a avaliação da tuberculose), avaliação da conformidade e os seguintes exames biológicos (consoante a plataforma técnica):

- ❖ Hemograma (CBC)
- ❖ Transaminases (ALAT)
- ❖ Proteinúria
- ❖ Criador/Clairance
- ❖ Glicemia
- ❖ Pesquisa sistemática de BAARs

[eme]Após o primeiro mês de tratamento, o acompanhamento clínico continuará mensalmente até aos 3 meses.

[eme]**NB:** em doentes a tomar TDF, monitorização regular da creatininemia e da depuração todos os meses até aos 3 meses, depois trimestralmente.

Mês 2: exame clínico (incluindo peso, medição da PA, avaliação da tuberculose) e avaliação da conformidade e tolerância.

Mês 3: exame clínico (incluindo peso, medição da PA, avaliação da tuberculose), avaliação da conformidade e o seguinte exame biológico (dependendo da plataforma técnica):

- ❖ Hemograma (CBC)
- ❖ Transaminases (ALAT)
- ❖ Proteinúria
- ❖ Creatinemia/limpeza
- ❖ Glicémia.
- ❖ Colesterol e triglicéridos
- ❖ Pesquisa de BAARs na presença ou ausência de sinais de tuberculose

Mês 6, Mês 12 e de 6 em 6 meses: exame clínico (incluindo peso, avaliação do IMC, medição da PA, avaliação da tuberculose), avaliação da conformidade e tolerância, eficácia clínica, avaliação da tuberculose, exames biológicos que podem incluir :

- Hemograma (CBC)
- Transaminases (ALAT)
- Glicemia
- Proteinúria (quantitativa ou qualitativa)
- Creatinemia e cálculo da depuração,
- Radiografia frontal do tórax
- Pesquisa de BAARs em casos de suspeita de tuberculose
- Antigénio HBs, anticorpos HbC totais (IgG + IgM)
- Anticorpos anti-HCV ou HCV
- Carga viral
- Contagem de linfócitos TCD4.

A avaliação da resposta imunovirológica (contagem de células T CD4 e CV) durante o tratamento ARV deve ser efectuada de seis em seis meses ou, pelo menos, uma vez por ano e conforme necessário [46].

I-2-Fisiologia e metabolismo hidrolítico

O equilíbrio do meio interno, ou homeostasia, é essencial para o bom funcionamento dos organismos multicelulares. A evolução dos seres vivos e, nomeadamente, a passagem do meio aquático para o meio terrestre, só foi possível graças à adaptação das espécies aos condicionalismos impostos pelas alterações do seu ambiente. O desaparecimento progressivo do meio líquido envolvente levou os organismos primitivos a rodearem-se de um microambiente aquoso para poderem sobreviver fora de água.

No ser humano, o compartimento celular, delimitado pela membrana plasmática, é banhado pelo fluido extracelular, uma solução diluída cuja osmolalidade e pH são rigorosamente regulados, e um desvio relativamente pequeno destes parâmetros pode causar disfunções graves.

Os distúrbios hidrolíticos são comuns a toda a patologia médica e cirúrgica. O seu diagnóstico e tratamento podem evitar complicações graves, por vezes com risco de vida. Trata-se de um domínio em que a análise e a compreensão da fisiologia são fundamentais [49].

Para além da sua função endócrina, os rins são também responsáveis pela depuração dos resíduos do organismo e pela regulação do ambiente interno. Esta segunda função diz respeito à água e à maioria dos electrólitos, cuja quantidade ou concentração deve ser regulada a um nível estável para evitar problemas clínicos por vezes graves.

Os túbulos são responsáveis pela regulação. A regulação da quantidade ou concentração de água e electrólitos no ambiente interno resulta numa concentração de electrólitos no plasma notavelmente estável.

Tanto em fisiologia como em física, a regulação de uma variável implica um circuito de controlo entre um parâmetro medido numa direção tal que esta variação tende a aproximar o parâmetro medido do valor normal.

O rim utiliza numerosos circuitos de controlo para regular o ambiente interno. Como resultado, ocorre um distúrbio eletrolítico sempre que a regulação da água ou do eletrólito em causa deixa de funcionar normalmente, quer porque o funcionamento do circuito de controlo está comprometido, quer porque a sua capacidade reguladora é excedida [49].

As perturbações hidrolíticas, quando surgem em PVVS de qualquer origem, podem complicar o estado clínico do doente. A hiponatremia é mais comum em PVHAs [50].

I-2-1-Distribuição da água no ambiente interno :

Esquematicamente, a água representa 60% do peso corporal: 40% no sector intracelular (ICS) e 20% no sector extracelular (ECS), que por sua vez inclui os sectores intersticial (15%) e vascular (5%). O teor de água é menor nas mulheres e diminui com a idade [49, 51].

Poderiam também distinguir-se outros subcompartimentos, como a linfa, o LCR, as serosites, etc., mas preferimos incluí-los no meio "intersticial" para maior facilidade de compreensão [49].

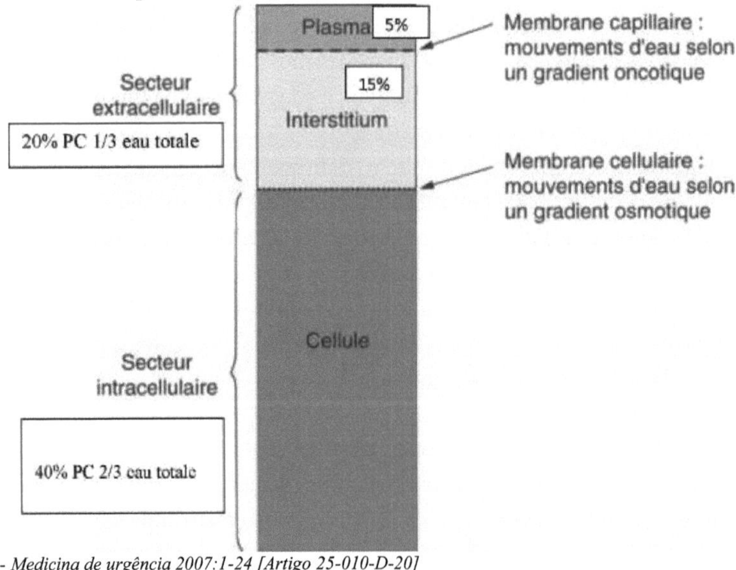

EMC - Medicina de urgência 2007:1-24 [Artigo 25-010-D-20]

Figura IV: Diagrama que mostra os diferentes compartimentos do organismo.

Contenu corporel en eau

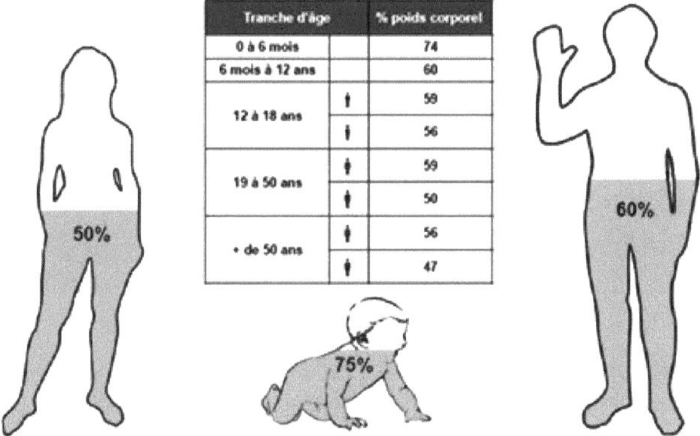

Tranche d'âge		% poids corporel
0 à 6 mois		74
6 mois à 12 ans		60
12 à 18 ans		59
		56
19 à 50 ans		59
		50
+ de 50 ans		56
		47

EMC - Medecine d'urgence 2007:1-24 [Artigo 25-010-D-20].

Figura V: Variação do teor de água corporal em função do sexo, idade e gordura corporal

I-2-2-A composição e a distribuição dos electrólitos nos diferentes compartimentos do organismo

I-2-2-1 Composição do ambiente interno :

Os solutos dividem-se em electrólitos e não electrólitos. Os não electrólitos têm geralmente ligações covalentes que os impedem de se dissociar e, por isso, não possuem carga eléctrica. A maioria dos não electrólitos são moléculas orgânicas: glicose, lípidos, creatinina, ureia. Os electrólitos, por outro lado, são compostos químicos que se dissociam em iões. Como os iões são partículas carregadas, podem conduzir eletricidade, daí o seu nome.

Os electrólitos incluem sais inorgânicos, ácidos e bases orgânicos e inorgânicos e certas proteínas [52].

I-2-2-2-Distribuição dos iões nos diferentes compartimentos :

O compartimento extracelular está subdividido em vários subcompartimentos.

O sector intravascular corresponde ao plasma e representa 30 a 35 ml/kg de peso corporal, ou seja, 25% do líquido extracelular. A água representa 93% do volume plasmático nos vasos e nas câmaras cardíacas. As substâncias dissolvidas na água do plasma são ionizadas (catiões e aniões) e não ionizadas (ureia, glicose). O principal catião do plasma é o sódio (Na^+). Este é o fator determinante da pressão osmótica do plasma. O plasma contém igualmente macromoléculas (albumina 40 g/l).

O sector intersticial compreende o espaço que envolve as células. A massa de água representa 15% da massa corporal, ou seja, 150 ml/kg de peso. A sua composição é quase idêntica à do plasma.

O sector intracelular representa 40% da água corporal e o potássio (K+) é o catião dominante [52].

I-2-3-Movimento de fluidos entre os diferentes compartimentos do corpo

I-2-3-1-Definições :

A osmose é o princípio da difusão de um solvente entre dois compartimentos de concentração diferente através de uma membrana. O solvente move-se do meio menos concentrado para o mais concentrado.

A osmolaridade plasmática é o número de osmoles de uma solução por litro, expresso em mili-osmoles por litro.

A osmolaridade plasmática calculada (OsmPc) é igual à soma de todas as substâncias osmóticas plasmáticas (activas ou inactivas) medidas no ionograma sanguíneo. **OsmPc= 2xNa + glicémia + ureia=280-295mosm/l**

A osmolalidade plasmática é a concentração em mili-osmoles por quilograma de água no compartimento plasmático. Elimina as variações de volume associadas às proteínas e aos lípidos. O seu valor normal situa-se entre 280 e 295 mosm/kg de água [51].

A tonicidade do plasma é a força que determina o movimento líquido da água através da membrana. Corresponde à soma das substâncias osmoticamente activas de uma solução. Qualquer variação de tonicidade num compartimento resulta numa variação de volume no compartimento em causa. A tonicidade do plasma é a soma de todos os iões osmoticamente activos [52].

Plasma tónico=2xNa + glicemia =275-290 mosm/l

Embora todas as moléculas e solutos contribuam para a atividade osmótica do líquido, o poder osmótico dos electrólitos é superior ao das moléculas não ionizantes. Por conseguinte, a água desloca-se ou difunde-se na direção do gradiente osmótico, ou seja, do compartimento com menor osmolalinidade (baixa concentração de iões) para o compartimento com maior osmolalinidade (maior concentração de iões). A osmolalidade do plasma é de 290 mosmol/l [52].

I-2-3-2-Equilíbrio de Gibbs e Donann :

Devido à existência de iões não difusíveis num compartimento juntamente com iões difusíveis, existe um gradiente de pressão osmótica transmembranar. Este gradiente é conhecido como pressão coloido-oncótica ou pressão oncótica.

Na fisiologia humana, a lei de Donann é encontrada nos capilares sanguíneos, onde as proteínas são aniões não difusíveis responsáveis por uma pressão oncótica que retém a água nos capilares.

Além disso, a lei de Gibbs e Donann torna a distribuição de iões entre as células e o interstício desigual, assegurando assim uma diferença de potencial transmembranar [52].

I-2-3-3-Os sectores da água do corpo :

O movimento da água entre o plasma e o meio intersticial é regido por 2 forças:

- pressão hidrostática. Esta tende a forçar a água a sair do plasma para o meio intersticial.
- uma pressão oncótica (proporcional ao teor de proteínas) que provoca a entrada de água no plasma a partir do meio intersticial.

O fluxo de água entre o meio intracelular e o meio extracelular é regulado pela pressão osmótica. A água move-se para equilibrar os osmolalitos intracelular e extracelular. A água move-se do meio com a menor osmolalidade para o meio com a maior osmolalidade (menos concentrada para mais concentrada) [51].

I-3-Medição dos electrólitos : Baseia-se no ionograma.

I-3-1-Definição :

O ionograma é um teste laboratorial de biologia médica que analisa a concentração de electrólitos num fluido corporal (sangue, urina, líquido cefalorraquidiano). Estes electrólitos são sais, ácidos e bases capazes de se dissociarem em solução para formar iões.

O ionograma do sangue ou plasma é a medição dos principais electrólitos plasmáticos catiões (sódio, potássio, cálcio, magnésio) e aniões (cloro, bicarbonato ou reserva alcalina, fosfato, proteínas). É frequentemente efectuado em conjunto com parâmetros da função renal (ureia, creatinina) [53].

I-3-2-Tipos de ionograma sanguíneo: existem vários tipos.

- Ionograma simples: sódio (Na^+); potássio (K^+); cloro (Cl^-).
- Ionograma completo: simples + bicarbonato (HCO_3^-) e proteínas.
- Ionograma alargado: completo + cálcio (Ca^{++}) e fosfatos.

I-3-3-O método :

A colheita de sangue é efectuada com o estômago vazio, em sangue venoso ou arterial (em caso de gasometria), num tubo seco (soro) ou com um anticoagulante (heparina de lítio para o plasma). Evitar utilizar um torniquete demasiado apertado ou bombear as mãos durante a colheita (hemólise). A amostra deve ser levada rapidamente para o laboratório para evitar a hemólise [54].

A principal técnica é a potenciometria utilizando um elétrodo seletivo de iões específico para o eletrólito de dosagem (medição da diferença de potencial criada pela solução que contém os iões de referência) [53].

I-3-4-Resultados e normas :

- Sódio= 135-145 mmol/l
- Potássio= 3,5-5 mmol/l

- Cloro= 95-105 mmol/l
- Bicarbonatos=22-30 mmol/l
- Cálcio=2,25-2,5 mmol/l
- Magnésio=0,75-1 mmol/l
- Fosfatos=0,8-1,35 mmol/l
- Proteínas totais= 65-75 g/l [54].

I-4-Anomalias no ionograma sanguíneo simples :

Trata-se essencialmente de disnatremia e de discaliemia.

I-4-1-Disnatremia :

I-4-1-1-Regulação do sódio: O ião Na é um dos equilíbrios mais importantes para a manutenção da homeostasia. Em todas as suas formas, representa mais de 90% dos iões extracelulares. Como não atravessa facilmente as membranas plasmáticas, é transportado ativamente por bombas Na/K [49].

Existem três mecanismos de regulação principais:

- A aldosterona é o principal fator que regula o sódio extracelular, embora na sua ausência 80% do Na+ seja ainda reabsorvido no rim. A aldosterona provoca a reabsorção ativa de Na nos túbulos contorcidos distais e nos canais colectores. A aldosterona é produzida pela zona glomerular da glândula corticosurrenal. A sua produção é activada principalmente através do aparelho glomerular justa pelo sistema renina-angiotensina. Este é desencadeado por uma descida da pressão arterial ou da osmolaridade do filtrado e vice-versa.
- Os barorreceptores no arco aórtico e nos vasos do pescoço "monitorizam" a manutenção do fluxo sanguíneo através da medição da pressão arterial. Em caso de diminuição do fluxo sanguíneo, são enviados impulsos ao rim através do hipotálamo e do sistema nervoso simpático, que reduz a sua taxa de filtração glomerular, reabsorvendo água e Na.
- Finalmente, os osmorreceptores hipotalâmicos detectam variações na osmolaridade do soluto e comunicam a informação ao hipotálamo.

Em resposta a estes influxos, a neuro-hipófise adapta a sua secreção de hormona antidiurética: um aumento do Na desencadeia a libertação de ADH, permitindo a sua diluição e vice-versa [49].

O sódio é um catião intracelular acessório com uma concentração de apenas 10 a 15 mmol/l de água celular.

O sódio é mantido no sector extracelular por um mecanismo ativo, em que o gradiente de concentração e o campo elétrico negativo tendem a fazer com que o sódio se difunda para o interior da célula. O sódio é permanentemente expulso da célula por um mecanismo membranar, a "bomba de sódio", que bombeia para fora da célula uma quantidade de sódio igual à que o gradiente eletroquímico faz entrar.

Esta rejeição ativa do sódio está ligada à manutenção do potássio na célula e depende da atividade metabólica, cujo funcionamento é prejudicado pelo frio, pela anóxia e por outros inibidores metabólicos específicos.

O equilíbrio do sódio é controlado pela ingestão alimentar e pela excreção através das várias vias de eliminação. A massa de sódio permutável é constantemente renovada. Os aportes são exclusivamente digestivos. A absorção intestinal é rápida, cerca de três minutos, e praticamente total.

Esta absorção passiva é muito importante em termos quantitativos, uma vez que envolve o sódio da dieta e o sódio das secreções digestivas, intestinais e especialmente do cólon.

A eliminação digestiva é insignificante (10 mmol/dia) e as perdas de suor são muito baixas (1 a 2 mmol).

A principal via de eliminação é a urina. O equilíbrio do sódio é essencialmente controlado pelo rim. Estão envolvidos vários factores reguladores, incluindo os mineralocorticóides [49].

A Natremia fornece geralmente informações sobre o estado de hidratação do sector intracelular.

- A hipernatremia corresponde a um aumento da osmolaridade extracelular, o que leva a uma retirada de água do sector intracelular e, por conseguinte, a uma desidratação intracelular.
- A hiponatremia corresponde mais frequentemente a uma diminuição da osmolaridade extracelular, o que leva a uma fuga de água para o sector intracelular e, por conseguinte, a uma hiper-hidratação intracelular.

Como as células mais sensíveis às variações da sua hidratação são os neurónios, os sintomas clínicos dos distúrbios da hidratação celular são essencialmente neurológicos e o tratamento deve ser progressivo, pois uma correção demasiado brusca pode ser muito grave.

I-4-1-2-Hiponatremia :

É definida como uma natremia inferior a 135 mmol/l.

A hiponatremia significa hiper-hidratação intracelular.

O início da hiponatremia pode ser agudo ou crónico. O valor absoluto é menos importante do que a taxa de início, que deve ser determinada com a maior precisão possível [52].

I-4-1-2-1 Classificação da hiponatremia :

Dependendo da osmolalidade plasmática, é feita uma distinção entre hiponatremia hipertónica, hiponatremia isotónica (pseudo-hiponatremia) e hiponatremia hipotónica (hiponatremia verdadeira) [52, 55].

I-4-1-2-1-1-Hiponatremia hipertónica ou falsa hiponatremia :

São devidas à acumulação no plasma de substâncias que não o sódio. Estas substâncias são osmóis activos (glicose, glicerol, manitol) que induzem hiperosmolaridade e hipertonicidade. (osmolalidade plasmática > 295 mosmol/l)

Natremia corrigida = [(Na) observado + (glicemia - 5)] /3

I-4-1-2-1-2-Hiponatremia isotónica ou pseudo-hiponatremia :

São devidas à presença no plasma de quantidades anormalmente elevadas de substâncias não aquosas, como se verifica na hiperlipidemia e na hiperprotidemia. São iso-osmóticos e isotónicos. (osmolalidade plasmática = 280-295 mosmol/l)

I-4-1-2-1-3-Hiponatremia hipotónica ou hiponatremia verdadeira :

São hipotónicas (osmolalidade plasmática < 280 mosmol/l) e estão associadas a uma hiper-hidratação intracelular. Em função do seu mecanismo de aparecimento, estão associadas a determinadas alterações do volume extracelular (VEC).

I-4-1-2-1-3-1-Hiponatremia hipotónica com VEC normal [52, 55] :

Trata-se de hiponatremias de diluição. São devidas a uma inflação hídrica secundária a uma perda insuficiente de água em relação aos aportes. O capital de sódio é preservado, de modo que a hiper-hidratação intracelular (HIC) está associada a um fluxo sanguíneo normal. São mais frequentes no síndroma de secreção inapropriada de ADH (SIADH) encontrado nas síndromes paraneoplásicas (secreção tumoral ectópica de ADH (ou substância semelhante à ADH): carcinomas brônquicos, cancros da próstata e do aparelho digestivo, linfomas, etc.)..); lesões cerebrais (infecciosas: meningite, meningo-encefalite, abcessos; acidentes vasculares cerebrais isquémicos ou hemorrágicos; esclerose múltipla, polirradiculonevrite, porfiria aguda, traumatismo craniano); patologias pulmonares (pneumopatias bacterianas e virais; insuficiência respiratória; iigiic , tuberculose, cancros, asma...); a ventilação mecânica; o período pós-operatório (stress, dor, síndromas de náuseas graves); as endocrinopatias (hipotiroidismo, insuficiência cortico-suprarrenal, adenoma de prolactina) e a utilização de medicamentos (carbamazepina; psicotrópicos : haloperidol, fenotiazinas, antidepressivos do tipo IRS (fluoxetina ++), antidepressivos tricíclicos, IMAO, drogas (anfetaminas ou ecstasy); medicamentos emetogénicos: ciclofosfamida, vincristina, vinblastina..; medicamentos que potenciam o efeito da ADH: sulfonamidas hipoglicemiantes (clorpropamida), teofilina, clofibrato, ingestão exógena de ADH ou de análogos da ADH (oxitocina).

I-4-1-2-1-3-2-Hiponatremia hipotónica com redução do ECV [52, 55] :

São também conhecidas como hiponatremia de depleção. São devidas a perdas de água e de sódio, mas o défice de sódio excede o de água. Neste caso, as reservas de sódio e de água estão inicialmente reduzidas, mas a hipovolemia,

que estimula a secreção de ADH, associada a uma ingestão exógena de água, contribui para agravar a hiponatremia hipotónica. Verifica-se uma desidratação extracelular com hiper-hidratação intracelular (DEC+HIC).
São comuns durante perdas digestivas (vómitos, diarreia, fístula, oclusão) ou perdas cutâneas (queimaduras) e síndrome de perda de sal (SLS) em doentes com lesões cerebrais.

I-4-1-2-1-3-3-Hiponatremia hipotónica com aumento do ECV [52, 55].

São hiponatremias causadas pela inflação hidrossódica. São devidas à retenção de água e sal, com predomínio da água. Há hiper-hidratação intra e extra-celular (H global). São mais comuns na insuficiência cardíaca congestiva, cirrose descompensada, síndromes nefróticos e hipoprotidemia.

I-4-1-2-2-As manifestações clínicas da hiponatremia [52, 55] :

Os sintomas variam consoante a rapidez com que a hiponatremia se instala.
No caso de um início lento e progressivo, a doença é assintomática durante muito tempo. Estes incluem :

- uma alteração do estado geral ;
- problemas comportamentais progressivos;
- perturbações neurológicas graves em casos de hiponatremia profunda.

Em caso de início rápido dos sintomas, ultrapassando a capacidade de adaptação das células, nomeadamente no cérebro, os sintomas são digestivos e neurológicos:

- aversão à água; náuseas e vómitos ;
- cefaleia; obnubilação, síndrome confusional ou delirante, coma, convulsões, raramente envolvimento cerebral.

NB: Os sinais neurológicos podem ser difíceis de distinguir dos sinais da doença subjacente.
Foi relatada uma arritmia pulmonar neurogénica durante a hiponatremia induzida pelo exercício em maratonistas.

I-4-1-2-3-Tratamento da hiponatremia [52, 55] :

O tratamento da hiponatremia inclui o tratamento etiológico e o tratamento sintomático, que consiste na redução do excesso relativo ou absoluto de água.
Em todos os casos, pode ser recomendada uma restrição hídrica de 500 cc/d.
O tratamento sintomático varia consoante o VEC:

- ECV normal (HIC pura): apenas restrição de fluidos.
- Diminuição da VEC (DEC+HIC): ingestão de Na Cl a 0,9% para normalizar o sector extracelular
- Aumento do ECV (hiper-hidratação global): restrição de fluidos combinada com um diurético de ansa (furosemida) para normalizar o sector extracelular.

A taxa de correção recomendada é a seguinte:

Uma taxa de aumento da natremia de 1 mmol/L/h é suficiente, sem exceder um aumento total de 8 a 12 mmol nas primeiras 24 horas. Em todo o caso, um aumento da natremia de 2 mmol/L/h nas primeiras 12 horas não é aceitável. A correção demasiado rápida da hiponatremia não dá tempo às células para recuperarem os solutos perdidos, resultando numa desidratação celular responsável por mielinólise centropontina (tremor discreto, tetraplegia, diplegia facial, perda do olhar lateral) ou desmielinização osmótica. Os doentes dependentes de álcool e de drogas estão particularmente expostos a este risco.

A hiponatremia sintomática (Na <120 mmol/L, coma ou convulsões) indica que a capacidade de redução do volume celular foi excedida e justifica um tratamento agressivo. Pode ser proposto o seguinte esquema:

- infusão de cloreto de sódio hipertónico (1 a 2 g/h, soluto NaCl hipertónico a 10%), corrigindo a natremia em não mais de 1 a 2 mmol/L/h nas primeiras 3-4 horas até à resolução dos sintomas clínicos, mas não excedendo 8 a 12 mmol/L nas primeiras 24 horas. A monitorização numa unidade de cuidados intensivos é essencial;
- na segunda fase, o tratamento reverte para o da hiponatremia assintomática [52, 55].

I-4-1-3-Hipernatremia :

Define-se como uma natremia superior a 145 mmol/l. É responsável pela desidratação intracelular. Reflecte um ajuste inadequado do balanço hídrico.

I-4-1-3-1 Classificação da hipernatremia :

São classificadas em 3 tipos: hipernatremia hipervolémica, hipernatremia isovolémica e hipernatremia hipovolémica [52].

I-4-1-3-1-1-Hipernatremia hipervolémica ou sódio excecionalmente excessivo :

São mais frequentemente devidas a uma ingestão excessiva de sódio por causas iatrogénicas (erros de reanimação) ou a uma diluição insuficiente do leite nas crianças.

O quadro clínico combina hiper-hidratação extracelular e desidratação intracelular (HEC + DIC).

I-4-1-3-1-2-Hipernatremia isovolémica ou défice hídrico :

São devidas à perda de água, predominantemente em casos de poliúria osmótica ou de insípido diabético central ou nefrogénico: a desidratação intracelular (DIC) é pura.

I-4-1-3-1-3-Hipernatremia hipovolémica ou défice hidrossódico:

São devidas a perdas hipotónicas do tubo digestivo, da pele, mas mais frequentemente dos rins em consequência de poliúria osmótica, de diuréticos ou, em caso de hiperglicemia, de hipercalcemia. A sua compensação é insuficiente, conduzindo a uma desidratação extra e intracelular (DEC + DIC).

I-4-1-3-2-Manifestações de hipernatremia :

a-A sintomatologia é muito variável, dependendo da rapidez de aparecimento e da intensidade do défice, e é geralmente marcada por desidratação intra e extracelular.

Desidratação extracelular: pregas cutâneas, hipotensão, veias planas, oligúria.

Desidratação intracelular: sede intensa, febre, secura das mucosas, fadiga muscular, perturbações neurológicas como agitação, obnubilação, convulsões e coma, com risco de hematoma subdural nos lactentes.

b- Sinais biológicos

Sinais de hemoconcentração: aumento do hematócrito, protidemia, uremia com insuficiência renal funcional. Hiperosmolalite plasmática (>290mmol/l).

I-4-1-3-3-Tratamento da hipernatremia :

O tratamento é orientado por dois princípios: em primeiro lugar, corrigir gradualmente o défice do capital hídrico e, em segundo lugar, tratar a causa do mecanismo que inicia a perda de água. A hipernatremia de 180 mmol/L ou mais tem um mau prognóstico.

1. **Correção do défice hídrico:** Esta correção baseia-se em regras simples.

a. **Avaliação do défice de capital hídrico**

Assumindo que a perda total de água é a única responsável pelo aumento da hipernatremia, a variação da hipernatremia é inversamente proporcional à variação da água total. O défice de capital hídrico é calculado através da seguinte fórmula:

Défice hídrico = 0,6x peso (kg) x [(Natremia (mmol/l) /140) **-1]**

O valor obtido é uma estimativa útil que deve ser sempre colocada no seu contexto clínico.

b. **Prescrever a ingestão de alimentos nas primeiras 24 horas**

Os suplementos orais só são administrados se o doente estiver totalmente consciente e se o défice for pequeno.

Em caso de diminuição do estado de alerta, os fluidos devem ser administrados por via parentérica: a administração subcutânea só é possível se a quantidade diária a infundir for inferior ou igual a 2 litros; acima desta quantidade, os fluidos devem ser administrados por via venosa periférica.

A escolha do tipo de solução a infundir depende do estado clínico:

- em caso de hipovolemia: solução salina isotónica,
- na ausência de hipovolemia: solução salina semi-isotónica com 4,5 g/L de Na Cl, ou solução de glucose a 2,5 ou 5% sem Na Cl.

Em casos de hipematremia sintomática, a natremia pode ser reduzida em 1 mmol/L/hora até 145 mmol/L. Quando a hipernatremia está presente há muito tempo, a taxa de correção não deve exceder 10 mmol/L/d para evitar a indução de redemoinhos cerebrais e convulsões.

2. Tratamento do mecanismo que inicia a perda total de água

É essencial e depende da etiologia em causa:

- em caso de insipidus diabético: tratamento com desmopressina;
- em caso de coma hiperosmolar diabético: prescrição de insulina de acordo com as recomendações habituais [55].

I-4-2-Discalemia

O potássio é o catião univalente mais abundante no organismo e o principal catião celular. Como tal, é o principal fator determinante da osmolalidade intracelular.

O potássio é também um cofator em muitos processos metabólicos. Os distúrbios do potássio dão origem a inúmeras complicações.

Em geral, o organismo está bastante bem protegido contra a hipercalemia (exceto em doentes com insuficiência renal). É muito mais sensível às perdas de potássio [56].

I-4-2-1-Distribuição do potássio nos tecidos do corpo :

Os fluidos extracelulares contêm apenas 2% de potássio (1% no sector intersticial e 1% no plasma).

Os fluidos intracelulares contêm 98% de potássio, 75% do qual se encontra nos músculos. A concentração de potássio atinge 140 mmol/l de tecido.

O potássio corporal total está estimado em 55 mmol/kg nos homens e 49 nas mulheres (menor teor de tecido adiposo). Para um homem de 70 kg, o potássio corporal total é estimado em 3500-4000 mmol.

A quantidade absoluta de potássio, bem como o rácio entre as suas concentrações extracelulares e intracelulares, são os principais determinantes do potencial de membrana em repouso. A este respeito, o potássio participa, juntamente com outros iões (cálcio, magnésio) e o pH, na excitabilidade da membrana [56].

I-4-2-2-Consequências clínicas dos níveis de potássio muscular

- Qualquer destruição muscular significativa (miólise) tende a criar hipercalemia.
- Qualquer distúrbio do potássio tende a criar um comprometimento funcional dos músculos lisos e estriados, levando, em particular, a alterações potencialmente graves na eletrogénese do miocárdio [56].

I-4-2-3-Movimentos do potássio

A homeostase do potássio envolve a manutenção de :

- de uma reserva de potássio corporal, ou seja, o balanço entre as entradas e as saídas (balanço externo);

- um gradiente de concentração entre o espaço intracelular, muito rico em potássio, e o espaço extracelular, muito pobre em potássio (equilíbrio interno). Este gradiente é essencial para a polarização das membranas basais da célula, base do funcionamento celular. O seu equilíbrio rigoroso é imperativo.

♦ **) Escalas externas :**

- Ingestão alimentar: 50 a 150 mmol/dia (2 a 6 g). A principal fonte é a fruta e os legumes (crus). Ao contrário do sódio, este consumo nunca pode ser reduzido a zero.
- Eliminação: 90% é renal. As perdas fecais representam menos de 10%; as perdas cutâneas (1%) são negligenciáveis.

♦ **) O equilíbrio interno:** está relacionado com as transferências de potássio. Vários factores afectam as trocas intra-extracelulares.

♦ Insulina: facilita a entrada combinada de glucose e potássio em muitas células. Desempenha, por isso, um papel na regulação da calinidade.

Qualquer aumento da kaliemia aumenta a secreção de insulina, o que favorece a entrada de potássio na célula e atenua o desequilíbrio intra/extracelular.

♦ Ativação da bomba membranar Na-K-ATPase: estimulada pela insulina.

♦ Catecolaminas: Modificam a transferência de potássio.

- Os agonistas alfa reduzem a absorção celular e aumentam a calemia;
- os agonistas beta aumentam-na; esta propriedade é utilizada para tratar a hipercaliemia.

Equilíbrio ácido-base: Tal como no túbulo (do qual as células são apenas um caso especial), a acidose tende a expulsar o potássio da célula [56].

I-4-2-4-Regulação do potássio no organismo e balanço de potássio: A concentração intracelular de potássio é de 100 a 140 mmol/l, enquanto a kaliemia normal é de 3,5 a 5 mmol/l. O balanço interno de potássio consiste na regulação do potássio entre o meio extracelular e o intracelular, com o objetivo de manter uma kaliemia normal. O equilíbrio externo consiste num equilíbrio entre as entradas e saídas de potássio.

As entradas provêm da dieta (75 mmol). São normalmente equilibradas por uma excreção renal equivalente [52].

I-4-2-5-Lipocalemia :

É definida como uma queda na concentração plasmática de potássio abaixo do limite inferior normal de 3,5 mmol/l. Pode ser explicada por dois mecanismos principais que, em certas circunstâncias, podem ser combinados: transferência e depleção [52,55].

I-4-2-5-1 Classificação da hipocalemia :

I-4-2-5-1-1-Transferência de hipocalemia :

Resulta da entrada excessiva de potássio extracelular nas células, principalmente nas células do fígado e dos músculos. A quantidade total de potássio permanece a mesma, mas o rácio (Ke/Ki) diminui significativamente. Os factores susceptíveis de provocar a transferência são: alteração do equilíbrio ácido-base, excesso de insulina ou agonistas beta-2 adrenérgicos, catecolaminas, teofilina e doença de WESTPHAL (paralisia periódica familiar).

I-4-2-5-1-2-Hipocalemia de depleção :

Resulta de um desequilíbrio entre a entrada e a saída de potássio. O desequilíbrio é a favor do fluxo de saída. É sempre acompanhada de uma diminuição da quantidade total de potássio e a relação Ke/Ki altera-se para baixo. Existem dois tipos de fugas: extrarrenais ou digestivas (diarreia abundante, vómitos, abuso de laxantes, fístulas biliares, pancreáticas ou intestinais, etc.) e renais [52].

I-4-2-5-2-Manifestações de hipocaliémia :

Os sintomas são o resultado de anomalias na polarização das membranas que afectam os tecidos neuromusculares (músculo estriado esquelético e cardíaco, músculo liso). Dependem de :

- o aparecimento agudo ou crónico de hipocalemia;
- da sua intensidade.

A gravidade da hipocalemia resulta, nomeadamente, de perturbações do ritmo cardíaco ou de lesões dos músculos respiratórios.

a) Sinais neuromusculares :

- Sinais menores: fadiga muscular, parestesia, cãibras, mialgia.
- Principais sinais :
- Ataques de tetania;
- Paralisia muscular. Afectam inicialmente os membros inferiores, tornando-se depois globais (paraplegia, tetraplegia). São flácidas e acompanhadas da abolição dos reflexos idiomusculares, enquanto os reflexos osteotendinosos são inconstantes. Não há perturbações sensoriais. São reversíveis.

> Complicações :

- A paralisia pode estender-se ao tronco, aos membros superiores e aos músculos respiratórios.
- Excecionalmente, a hipocalemia extrema pode levar a danos anatómicos (rabdomiólise), em vez de apenas danos funcionais.

b) Sinais digestivos:

As lesões do músculo liso podem provocar lentidão digestiva (meteorismo, náuseas, obstipação).

É possível uma perturbação mais grave (íleo paralítico, com oclusão funcional). A sua ocorrência num contexto pós-operatório (ausência de crise gasosa) indica geralmente um erro de reanimação (aspiração digestiva não compensada).

c) **Sinais cardíacos :**

Trata-se essencialmente de alterações electrocardiográficas.

Estas anomalias determinam em parte o curso do tratamento e são rapidamente reversíveis com o tratamento, com uma recuperação da calemia, mesmo antes de o défice de potássio ter sido totalmente corrigido. São classificadas em cinco fases.

Estádio I: eletrocardiograma normal

Fase II: alongamento da PR

Fase III: Sub-turno ST

Estádio IV: inversão ou desaparecimento da onda T

Fase V: aparecimento da onda U

Quando a kalemia é inferior a 2,5 mmol/l, as alterações electrocardiográficas degeneram em perturbações do ritmo ventricular (extra-sístoles ventriculares, taquicardia ventricular, fibrilhação ventricular). A hipocalemia aumenta o efeito tóxico dos digitálicos.

d) Sinais renais: nefropatia caliopénica.

A deficiência prolongada e maciça de potássio pode levar a lesões tubulares, caracterizadas por uma perturbação da concentração de potássio. A calemia é geralmente <2 mmol/l. Existe um síndroma poliúrico-polidipsico que não responde à administração de ADH.

O estudo histológico mostra vacuolização das células tubulares proximais e por vezes distais. Pode ocorrer insuficiência renal de gravidade variável.

I-4-2-5-3-Formas clínicas

a) ;Hipocalemia aguda :

A rapidez da perda de potássio leva a uma redução mais rápida do pool extracelular (e da calinidade) do que a perda intracelular. O rácio entre o K intracelular e o extracelular aumenta. O resultado é um aumento do potencial de membrana em repouso e uma hiperpolarização da membrana, levando a uma hipoexcitabilidade neuromuscular. Os sintomas são, portanto, essencialmente musculares, esqueléticos ou cardíacos. O principal perigo são as perturbações do ritmo. Outros factores (cálcio, pH) estão igualmente envolvidos.

b) Hipocalemia crónica :

Como a perda de potássio é mais lenta, esta ocorre proporcionalmente entre os dois compartimentos. Uma transferência de potássio intracelular atenua a queda da kaliemia. As alterações funcionais das membranas basais são reduzidas.

Com igual calinidade, a perda de potássio é muito melhor tolerada do que quando é agudav Os sinais musculares são moderados (astenia, cãibras) ou ausentes. No entanto, é mais provável o desenvolvimento de nefropatia caliopénica [56].

I-4-2-5-4-Tratamento da hipocaliémia :

a) Objectivos

Tratar a causa, aumentar a ingestão ou reduzir a caliurese, conforme adequado.

b) Recursos

Consoante o caso, o potássio é fornecido através da dieta, de comprimidos de potássio ou de infusões intravenosas.

Os diuréticos poupadores de potássio são utilizados para reduzir a caliurese.

c) Indicações

Em casos de hipocaliémia grave (<2,5 mmol/l): a caliémia deve ser aumentada para 3 mmol/l. A ingestão é feita a uma taxa de 10 a 20 mmol/h de K+ (< 1g/h) sem bolus intravenoso.

Em casos moderados (>2,5 mmol/l com ECG normal), a suplementação de potássio é autorizada por :

- Alimentos: bananas, laranjas, toranjas, leite, batatas, espinafres, tomates, carne, etc.
- cloreto de potássio em comprimidos (Kaleorid, Diffu-K, Kalienor)

Em caso de hipercalemia, o tratamento baseia-se em medicamentos poupadores de potássio (espironolactona, triamtereno, amilorida, etc.).

d) Resultados e acompanhamento

Consoante a hipocalemia seja aguda ou crónica, a eficácia terapêutica é monitorizada por ionogramas e/ou electrocardiogramas repetidos a intervalos variáveis.

São instituídas medidas preventivas para evitar a reincidência [52, 55, 56].

I-4-2-6-Hipercalemia :

É definida como um aumento da concentração plasmática de potássio acima de 5 mmol/l. A hipercalemia pode ser explicada por dois mecanismos: um defeito de eliminação e um fenómeno de transferência [55].

A hipercalemia raramente ocorre em indivíduos normais, uma vez que as defesas do organismo impedem as consequências de níveis excessivos de potássio:

- através do aumento da absorção celular (papel da insulina e das catecolaminas);
- por um aumento da excreção renal. No caso de sobrecarga aguda, o aumento da excreção começa logo na 6ª hora. No caso de sobrecarga crónica, o aumento da excreção pode contrabalançar uma ingestão alimentar de 500 mmol por dia.

Por conseguinte, a hipercaliemia só pode ocorrer nos seguintes casos:

- lesão celular maciça e brutal (lise dos tecidos) que conduz a uma passagem maciça de potássio para o compartimento extracelular (os rins não têm tempo de intervir);

- insuficiência renal, nomeadamente insuficiência renal aguda^;
- combinação destas duas condições [56].

I-4-2-6-1-Classificação da hipercalcémia: I-4-2-6-1-1-Hipercalcémia devida a uma eliminação renal deficiente:

A redução da capacidade renal de eliminar potássio pode resultar de uma redução aguda ou crónica da filtração glomerular, de um hipoaldosteronismo primário ou secundário ou de uma alteração selectiva da capacidade de extração do potássio pelos túbulos renais.

I-4-2-6-1-2-Hipercalemia de transferência :

Pode ocorrer em caso de eliminação maciça de potássio intracelular ou de supressão do mecanismo essencial de tolerância a uma carga aguda de potássio representada pela entrada celular. Pode ser encontrada na acidose aguda, na lise celular e na ingestão de medicamentos [52].

I-4-2-6-2-As manifestações clínicas da hipercalemia :

Dos distúrbios do ritmo cardíaco, as situações clínicas mais frequentes são a insuficiência renal e a rabdomiólise. A rabdomiólise manifesta-se pelos seguintes sintomas: mialgia, fraqueza muscular, dor ao pressionar os músculos; contracturas musculares, cãibras e até paralisia; urina castanho-avermelhada [52].

I-4-2-6-3-Tratamento da hipercalemia :

O tratamento deve ser iniciado o mais rapidamente possível. Trata-se de uma emergência terapêutica, pelo que é necessário um efeito rápido na redistribuição do potássio:

Glicose combinada com insulina: 100 ml de glicose sérica a 30% em bolus e 10 UI de insulina; isto resulta numa redução da calemia de 0,6 mEq/l em 15 minutos. O efeito máximo é atingido em 30-60 minutos. Após o bólus, é discutida a utilização de uma infusão contínua.

02 agonistas (salbutamol) combinados com insulina-glicose maximizam o efeito. É administrado sob a forma de perfusão contínua de 0,5 mg durante 15 minutos. Reduz a kalemia em 1mEq/l após 1 hora. O mecanismo de resistência a este tratamento é desconhecido.

Diuréticos de alça (furosemida) ou resinas de permuta iónica (Kayexalate*) por via oral (30-60 g) ou por enema (100-200 g). O início de ação é de 2 horas, com um efeito máximo de 6 horas. Existe um risco de necrose do cólon em 1,8% dos casos.

Diálise: este é o método de eleição. Resulta numa diminuição da calemia de 2 mEq/l nas primeiras 3 horas [52].

I-5-Distúrbios electrolíticos em doentes infectados pelo VIH

A hiponatremia é o distúrbio eletrolítico mais comum em doentes infectados pelo VIH e pode resultar de uma variedade de distúrbios fisiológicos [50, 57]. A perda excessiva de sódio por via digestiva ou cutânea, a fuga de sódio da doença renal tubulointersticial, a síndrome de secreção inapropriada de hormona antidiurética (ADH) devido a infecções oportunistas, a insuficiência renal e a administração de soluções hipotónicas estão entre as causas de hiponatremia nestes doentes. A hipernatremia é menos comum e pode também ser devida a desidratação. Foi descrito insípido diabético induzido pelo Foscarnet [50, 58].

A hipocalemia pode ser devida a vómitos e diarreia incoercíveis ou a fuga de potássio após tratamento com anfotericina B [50, 59]. Em contrapartida, a hipercalemia resulta geralmente de hipoaldosteronismo hiporenémico ou insuficiência suprarrenal [50, 60]. A elevação da calimia é também observada em mais de 75% dos doentes que recebem doses elevadas de sulfametoxazol-trimetoprim [50, 61].

O Foscarnet, a DDI e a pentamidina podem causar hipocalcemia ou hipomagnesemia, frequentemente associadas a hipocalcemia. Outras causas de hipomagnesemia em doentes infectados pelo VIH são as perdas de magnésio devidas ao tratamento com anfotericina B. A hipercalcemia pode ocasionalmente ocorrer após doenças granulomatosas ou linfomas [50].

A hipouricemia é observada em mais de 22% dos doentes com SIDA e resulta da elevada excreção fraccionada de ácido úrico nos doentes infectados pelo VIH, por razões que não são claras [50].

2 MATERIAIS E MÉTODOS

II-1- Equipamento

II-1-1. Contexto e localização do estudo :

O nosso estudo foi realizado no Departamento de Doenças Infecciosas do Centro Hospitalar e Universitário (CHU) do Ponto "G" (Bamako, Mali).

Este serviço é um dos principais locais do país para a gestão de casos de SIDA.

O departamento tem uma capacidade de 30 camas e recebe uma média de 32 pacientes por mês. Os doentes com VIH representam 80-90% dos internamentos hospitalares.

II-1-2. A população do estudo :

O nosso estudo centrou-se nos doentes com VIH admitidos no serviço de doenças infecciosas do Ponto "G".

a. Amostragem :

Efectuámos uma amostragem exaustiva, incluindo todos os doentes com VIH que preenchiam os nossos critérios de inclusão e que tinham sido hospitalizados durante o período de estudo.

A dimensão da amostra não foi fixada à partida.

b. Critérios de inclusão

Incluímos no estudo os doentes que tinham pelo menos um ionograma sanguíneo simples e que cumpriam os seguintes critérios:

- idade superior a 18 anos ;
- hospitalizados no Serviço de Doenças Infecciosas e com um processo médico disponível e utilizável;
- serologia positiva para o VIH ;
- em ARVs ou não.

c. Critérios de não-inclusão

Doentes cujo :

- A serologia do VIH era indeterminada ou negativa;
- o dossier médico não estava disponível ou não podia ser utilizado;
- Não foi efectuado qualquer ionograma sanguíneo.

d. Definições [54] :

Ionograma simples: natremia, caliemia e cloremia.

Natremia normal: 135-145 mmol/l

Hiponatremia: natremia < 135 mmol/l

Hipernatremia: natremia > 145 mmol/l

Calemia normal: 3,5-5 mmol/l

Hipocalemia: Kaliemia <3,5 mmol/l

Hipercalemia: Kaliemia >5 mmol/l

II-2-Métodos

II-2-1-Tipo de estudo :

Trata-se de um estudo retrospetivo, transversal, descritivo e analítico, que abrangeu um período de seis anos, de 1 de janeiro de 2011 a 31 de dezembro de 2016.

II-2-2-Procedimento do estudo :

Os doentes foram incluídos com base nos registos médicos hospitalares. A pesquisa de doentes com pelo menos um ionograma sanguíneo simples foi efectuada nos arquivos do Departamento de Doenças Infecciosas. Foi feito um pedido de acesso aos registos médicos hospitalares arquivados ao major deste departamento.

II-3-Colheita de dados :

II-3-1-Método de recolha de dados

Os dados foram recolhidos através de um formulário de inquérito que preenchemos após análise dos registos médicos dos doentes.

II-3-2-Dados recolhidos

Para cada doente incluído, procurámos os seguintes parâmetros:

a - dados sócio-demográficos: idade, sexo, etnia, estado civil, residência, actividades profissionais.

b- antecedentes: médicos, cirúrgicos, hábitos alimentares, outros tratamentos associados.

c-Dados clínicos: motivo(s) de hospitalização, perturbações gastrointestinais (diarreia, vómitos); sinais vitais: temperatura, pulso, frequência respiratória, pressão arterial e índice de massa corporal (IMC); sinais de desidratação; sinais neurológicos: irritabilidade, depressão, perturbações da consciência (pontuação de Glasgow), convulsões, hipertensão intracraniana; sinais do músculo liso: obstipação, íleo; sinais do músculo estriado: fatigabilidade com hipotonia muscular.

d-dados biológicos :

- testes biológicos baseados na determinação dos principais constituintes iónicos do sangue;
- testes hematológicos baseados no hemograma
- testes bioquímicos baseados nos níveis de creatinina, proteínas, glucose no sangue, albumina e triglicéridos.
- dados viro-imunológicos baseados no tipo de VIH, contagem absoluta de células T CD4 e carga viral, se possível.

Dados e-electrocardiográficos: pesquisa de perturbações do ritmo cardíaco e da repolarização.

f-dados terapêuticos :

- tratamento antirretroviral;
- duração do tratamento ;
- tolerância do tratamento ;
- Outros medicamentos tomados antes ou durante o tratamento, incluindo: sulfametoxazol-trimetoprim, fluconazol, anfotericina B, aciclovir, rifampicina, isoniazida, etambutol, pirazinamida, digitálicos, diuréticos e insulina.

dados da revolução g :

- duração do internamento hospitalar ;
- o resultado da hospitalização em termos de altas, mortes e altas sem aconselhamento médico.

Os dados clínicos, biológicos, electrocardiográficos, terapêuticos e de evolução foram os disponíveis na admissão e durante o internamento.

II-3-3-Técnicas para efetuar determinados exames :

serologia a-HIV

A serologia do VIH foi efectuada utilizando os testes rápidos Determine (os primeiros do género na Europa).

^{eme}intenção) e ImmunoComb II HIV 1 & 2 (2 intenção).

b-Contagem de linfócitos T CD4+

As contagens de células T CD4+ foram efectuadas com um citómetro de fluxo FACSCount.

c-Dosagem de iões: foi utilizado um analisador automático de electrólitos com um elétrodo seletivo de iões (ISE) modelo 5.

d- Avaliação do estado nutricional: o estado nutricional foi avaliado através do índice de massa corporal (IMC). De acordo com a OMS, os resultados desta medição são :

> IMC normal = [18,5; 24,9];
> Desnutrição grave: IMC < 16 ;
> Desnutrição moderada ждиё: IMC = [16, 18,4] ;
> Sobre-nutrição: IMC = [25; 40].

II-4-Entrada e análise de dados estatísticos :

Os dados foram introduzidos e analisados utilizando o software IBM SPSS Statistics Version 21.

Os testes estatísticos utilizados foram os paramétricos (média, desvio padrão) e os não paramétricos (teste Chi-2 (/2), e teste exato de Fisher para tabelas com números teóricos < 5), com um limiar de significância de p < 0,05.

O processamento de texto foi efectuado utilizando o Microsoft Word 2010 e o Microsoft Excel 2010.

II-5-Considerações éticas :

Os processos foram analisados no estrito respeito da confidencialidade. Com efeito, a identidade de cada doente foi mantida no anonimato, uma vez que o formulário de inquérito individual não incluía o nome e o apelido do doente, mas um número anónimo, que foi utilizado para introduzir os dados. Os processos foram devolvidos e arquivados imediatamente após o seu tratamento. Estes dados serão utilizados exclusivamente com o objetivo de melhorar a gestão dos doentes e prevenir as complicações associadas aos distúrbios electrolíticos. Os resultados obtidos serão comunicados às autoridades sanitárias e publicados, se necessário.

II-6-O diagrama de GANTT :

Períodos Actividades	02/01/2017 a 31/01/2017	01/02/2017 a 05/06/2017	06/06/2017 a 05/09/2017	06/09/2017 a 16/10/2017	17/10/2017 a 29/11/2017
Pesquisa bibliográfica					
Elaboração e correção do protocolo					
Recolha e análise de dados	visita				
Redação de memória					
Correção de documento					
Apresentação					

3 RESULTADOS

III-1-Estudo descritivo :

III-l-l-Dados gerais :

Durante o nosso período de estudo, foram admitidos 2286 doentes no departamento de doenças infecciosas, 90% dos quais tinham VIH/SIDA. Incluímos 126 das 2058 PVHIV tratadas ou não em qualquer tratamento ARV. O fluxograma e a figura VI abaixo mostram os dados gerais.

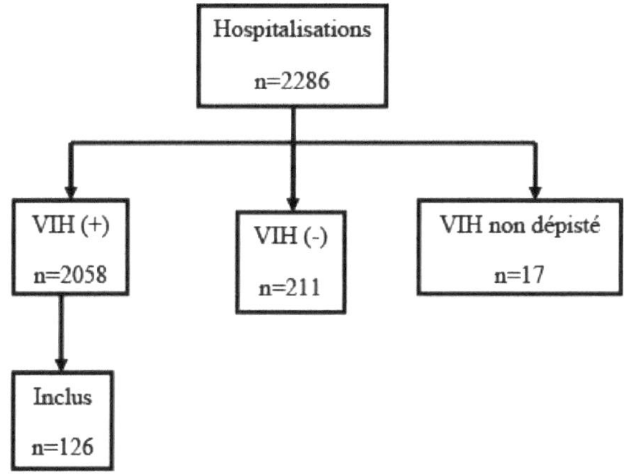

Fluxograma

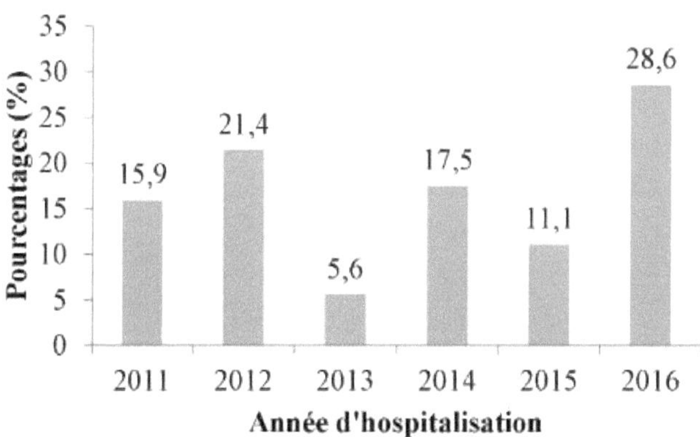

Figura VI: Distribuição dos doentes por ano de hospitalização

Os doentes incluídos em 2016 predominaram com 28,6%, seguidos dos incluídos em 2012 (21,4%).

III-1-2-Dados sociodemográficos :

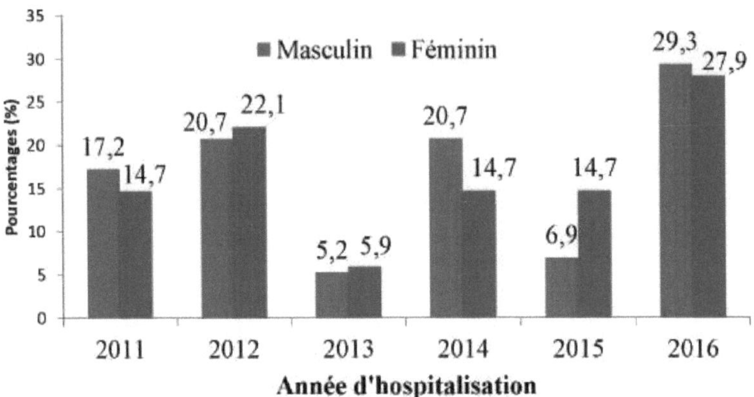

Figura VII: Repartição dos doentes por sexo e ano de hospitalização

Em 2016, o número de doentes incluídos foi mais elevado em ambos os sexos, com 29,3% para os homens e 27,9% para as mulheres.

Quadro V: Caraterísticas sócio-demográficas da população em estudo

Caraterísticas	Número (n=126)	Percentagem (%)
Idade		
18-27 anos de idade	11	8,7
28-37 anos de idade	34	27,0
38-47 anos	32	25,4
Idade 48-57 anos	31	24,6
58 anos ou mais	18	14,3
Género		
Masculino	58	46,0
Feminino	68	54,0
Residência		
Distrito de Bamako	86	68,2
Interior (Regiões)	35	27,8
Fora do país	5	4,0
Estado civil		
Individual	13	10,3
Marie	91	72,2
Viúvo	15	11,9
Divórcio	7	5,6
Profissão		
Commergant	27	21,4
Menageiros	43	34,1
Funcionário público	11	8,7

Utilizador de uniforme	6		4,7
Cultivador	10		7,9
Artesão	17	13,5	
Condutor	12		9,5

A nossa população de estudo era predominantemente feminina (54%). A idade média dos doentes era de 43 ±12 anos, com extremos que variavam entre os 22 e os 70 anos. Os doentes residentes em Bamako foram os mais numerosos (68,3%). Os doentes casados representavam 72,2% da população do estudo. A profissão mais comum era a de dona de casa (33,3%).

IH-1-3-Dados clínicos:a

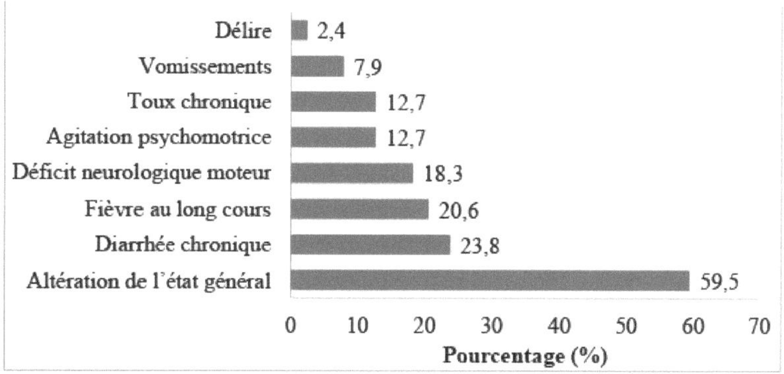

Figura VIII: Repartição dos doentes por motivo de hospitalização

O principal motivo de hospitalização foi a deterioração do estado geral (59,5%), seguida da diarreia crónica (23,8%) e da febre prolongada (20,6%).

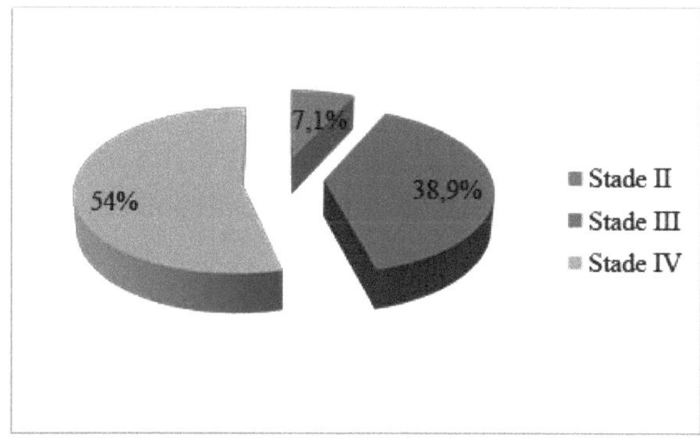

Figura IX: Distribuição dos doentes de acordo com o estádio clínico de SIDA da OMS

Os doentes do estádio IV eram os mais numerosos (54%).

Tabela VI: Distribuição dos pacientes de acordo com os sinais clínicos

Sinais clínicos	Força de trabalho	Percentagem (%)
Anomalias constantes		
Polipneus	96	76,2
Febre	58	46
Hipotensão arterial	55	43,7
Taquicardia	28	22,2
Hipotermia	22	17,5
Estado de choque	8	6,3
HTA	5	4,0
Sinais digestivos		
Anorexia	75	59,5
Diarreia	54	42,9
Vómitos	37	29,4
Prisão de ventre	2	1,6
Sinais neurológicos		
Perturbações da consciência	44	34,9
Défice neurológico motor	26	20,6
Crises convulsivas	11	8,7
Tremor	10	7,9
Delire	8	6,3
Síndrome depressivo	1	0,8
Sinais de hipertensão intracraniana		
Cefaleias rebeldes	18	14,3
Vómitos incontroláveis	7	5,6
Sinais musculares estrias		
Fadiga	21	16,7
Hipotonia muscular	7	5,6

Os sinais clínicos, por ordem de frequência, foram a polipneia (76%), a anorexia (59,5%), a febre (46%), a hipotensão arterial (43,7%), a diarreia (42,9%), a perturbação da consciência (34,9%) e os vómitos (29,4%).

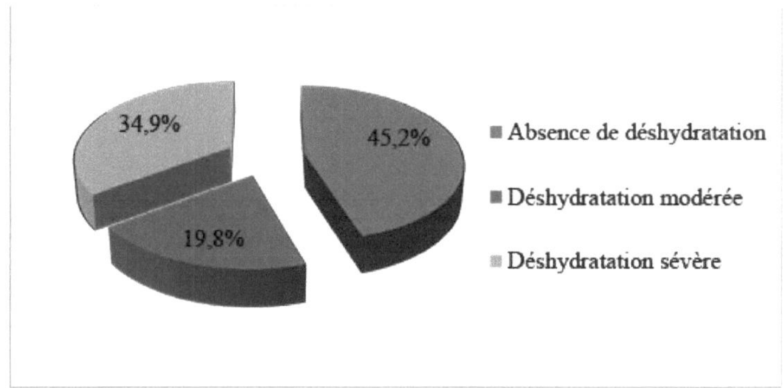

Sem desidratação
Desidratação moderada
Desidratação grave

Figura X: Distribuição dos doentes de acordo com o estado de hidratação

Os doentes estavam desidratados em 54,8% dos casos, incluindo 34,9% dos casos graves.

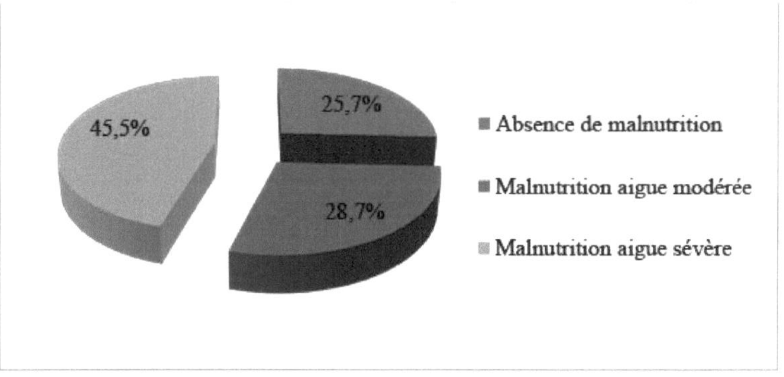

Ausência de desnutrição
Desnutrição aguda moderada
Desnutrição aguda grave

Figura XI: Distribuição dos doentes de acordo com o estado nutricional

Os doentes estavam subnutridos em 74,2% dos casos, incluindo 45,5% dos casos graves.

Quadro VII: Repartição dos doentes por patologia diagnosticada

Doenças diagnosticadas	Força de trabalho	Percentagem (%)
Candidíase oral	**69**	**54,8**
Toxoplasmose cerebral	**33**	**26,2**
Tuberculose	**25**	**19,8**

Malária	23	18,2
Infecções do trato urinário inferior	20	15,9
Pneumonia bacteriana não tuberculosa	19	15,1
Diarreia bacteriana e/ou parasitária	17	13,5
Isosporose	3	2,4

As patologias mais frequentemente diagnosticadas foram a candidíase oral (54,8%), seguida da toxoplasmose cerebral (26,2%) e de todas as formas de tuberculose (19,8%).

IH-1-4-Dados biológicos e electrocardiográficos :

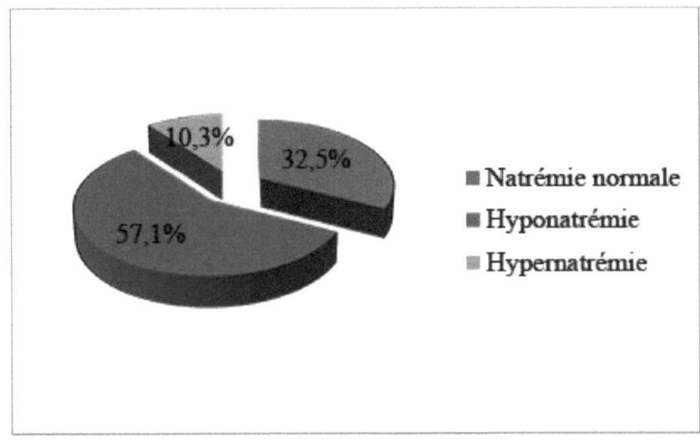

- Normalatremia
- Hiponatremia
- Hiperatremia

Figura XII: Distribuição dos doentes de acordo com a natremia

Os doentes apresentavam disnatremia em 67,4% dos casos (57,1% hiponatremia e 10,3% hipernatremia). A natremia média foi de 133,06±12,16 mmol/l, com extremos de 83,00 e 166,00 mmol/l.

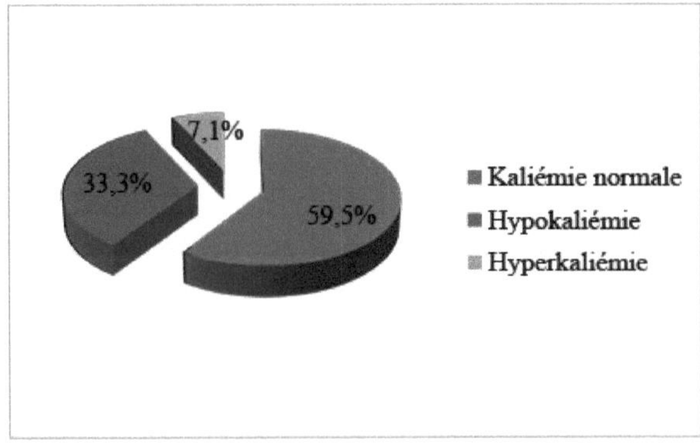

- Normal kaliemy

Hipocalemia
Hipercalemia

Figura XIII: Distribuição dos doentes de acordo com a calemia

Os doentes apresentavam discalémia em 40,4% dos casos (33,3% hipocaliémia e 7,1% hipercaliémia). A kaliemia média foi de 3,89±1,15 mmol/l com extremos que variaram entre 1,60 e 9,00 mmol/l.

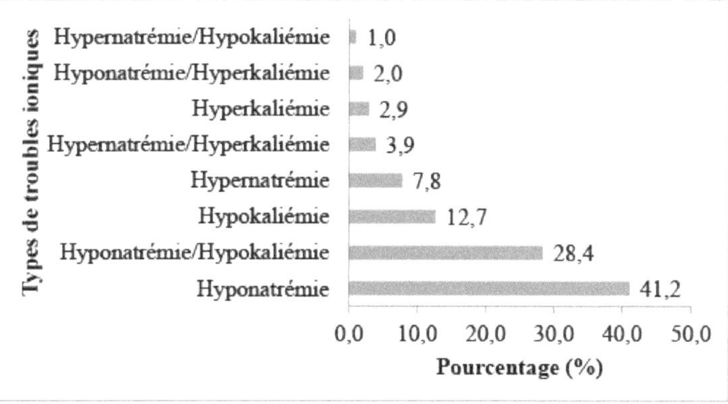

Figura XIV: Frequência dos distúrbios electrolíticos

A hiponatremia predominou em 41,2% dos casos, dos quais 50% eram hiponatremia de depleção e 50% hiponatremia de diluição. Não se registaram casos de hiponatremia de inflação.

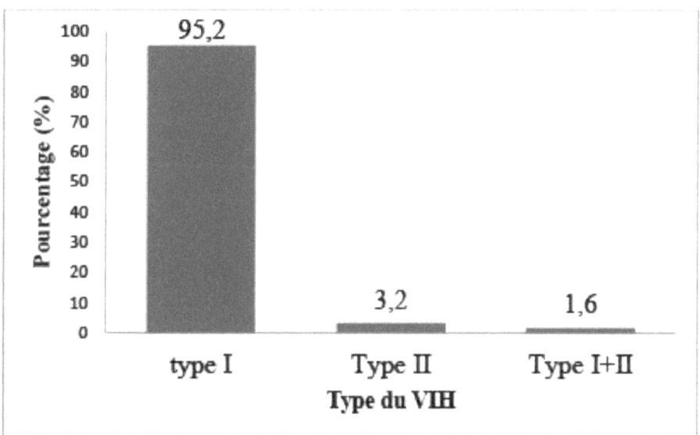

Figura XV: Repartição dos doentes por tipo de VIH

O VIH tipo I predominou, representando 95,2% dos casos.

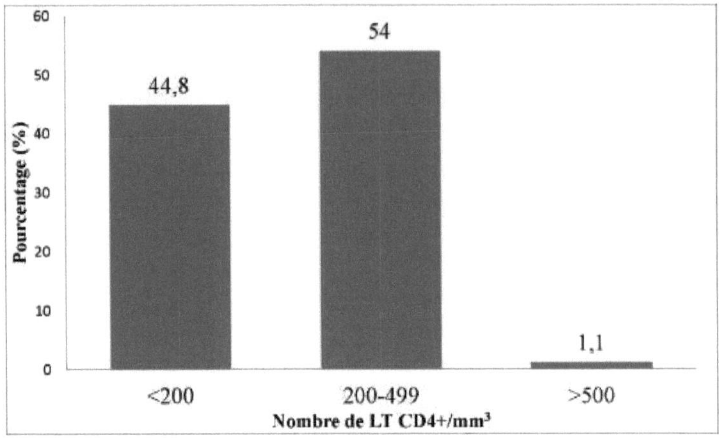

Figura XVI: Distribuição dos doentes por valor absoluto

Linfócitos T CD4

Estima-se que os doentes com imunodepressão grave (CD4<200) representem 44,8% dos casos.

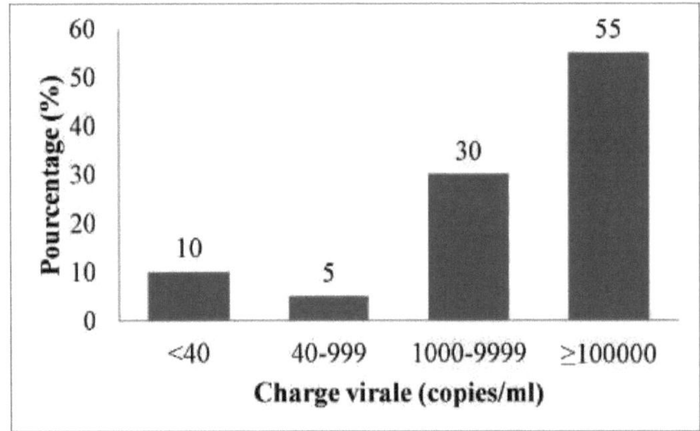

Figure XVII Distribuição dos doentes de acordo com a carga viral (CV)

Os doentes apresentavam uma carga viral elevada em 55% dos casos.

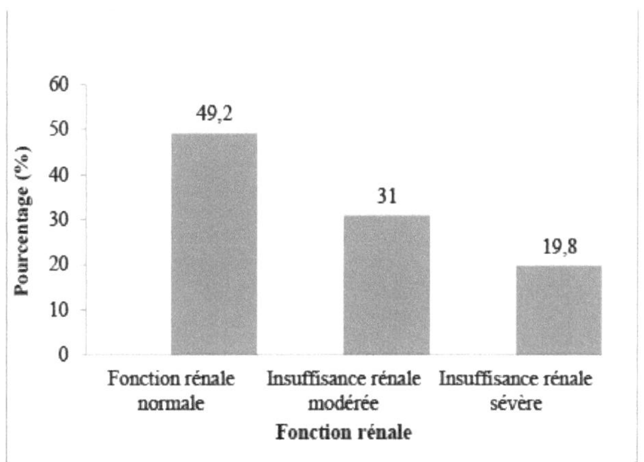

Figure XVIII Distribuição dos doentes de acordo com a função renal

Os doentes tinham uma função renal normal em 49,2% dos casos.

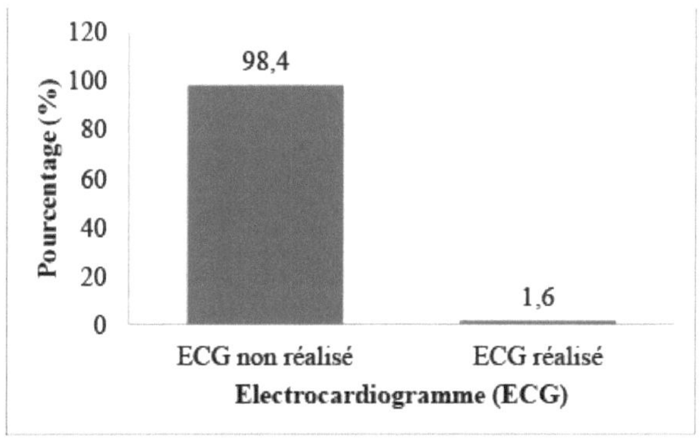

Eletrocardiograma (ECG)

Figure XIX Distribuição dos doentes de acordo com o ECG efectuado

O ECG não foi efectuado em 98,4% dos casos. O ECG foi normal nos 2 doentes que o efectuaram. Destes 2 doentes, um apresentava hiponatremia de 132 mmol/l e hipocaliémia de 3,4 mmol/l; o outro apresentava hiponatremia de 129 mmol/l. Dos doentes que não realizaram ECG, 83 (66,9%) tinham disnatremia e 50 (40,3%) tinham discalemia.

IH-1-5-Dados terapêuticos :

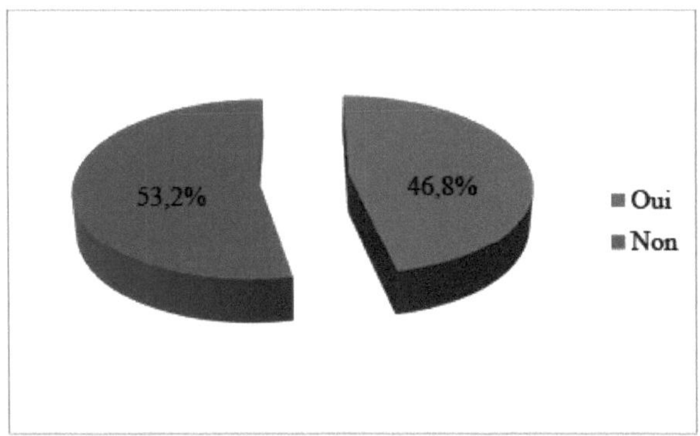

Figure XX Repartição dos doentes por tratamento antirretroviral

Os doentes não estavam a receber qualquer tratamento ARV em 53,2% dos casos.

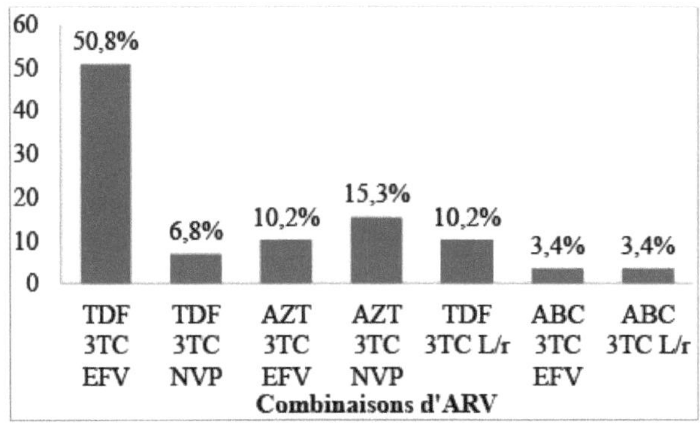

Combinações de ARV

Figura XXI: Repartição dos doentes por combinação de ARV

TDF 3TC EFV foi a combinação ARV mais frequente (50,8%).

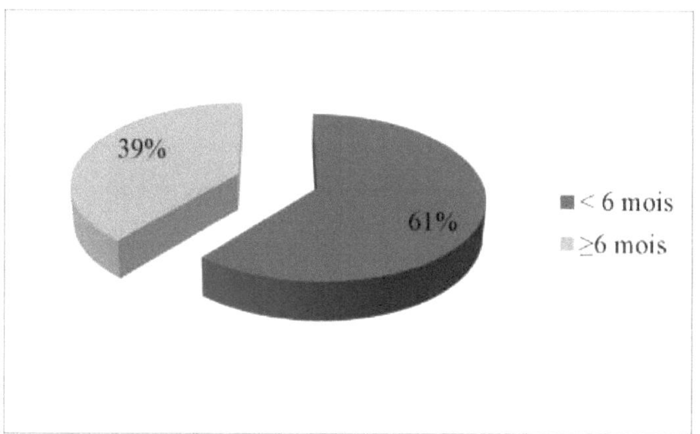

Figure XXII Repartição dos doentes por duração da TARV (desde o início)

Os doentes estavam a tomar ARV há menos de 6 meses em 61% dos casos.

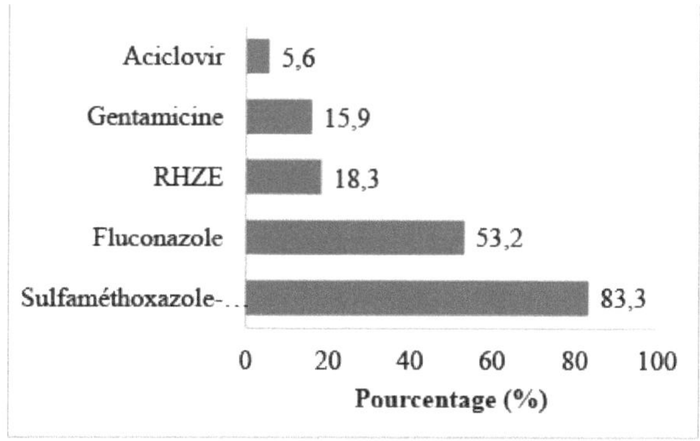

Figure XXIII Repartição dos doentes de acordo com o tratamento associado

O sulfametoxazol-trimetoprim foi tomado por 83,3% dos doentes, seguido do fluconazol em 53,2% dos casos.

IH-1-6-Dados da evolução :

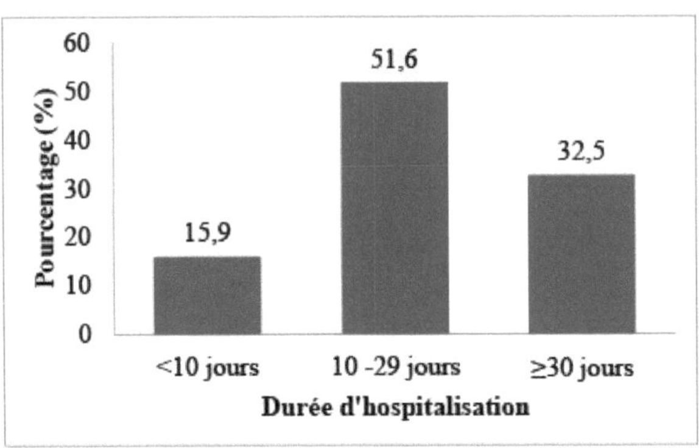

Figure XXIV Repartição dos doentes por duração da estadia no hospital

Predominaram os doentes internados entre 10 e 30 dias, representando 57,1% dos casos.

A duração média do internamento foi estimada em 25±17 dias, com extremos de 1
e 100 dias de hospitalização.

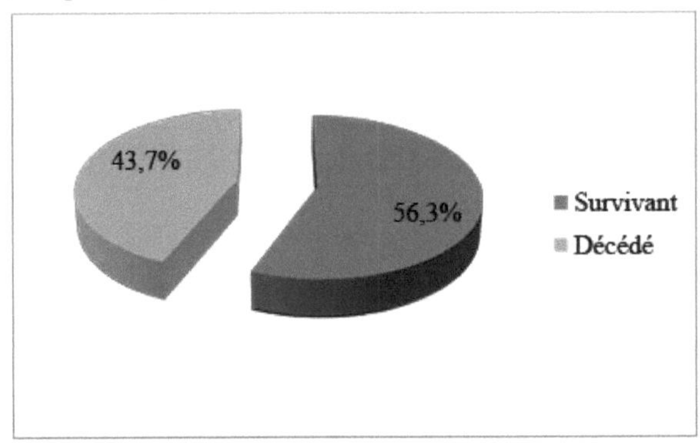

Sobrevivente

Decidir

Figure XXV Repartição dos doentes por resultado

A mortalidade hospitalar é estimada em 43,7%.

III-2-Estudo analítico

Tabela VIII: Análise bivariada dos factores associados ao óbito

Parâmetros	**Futuro n (%)**		**P**
	Sobrevivente	**Decidir**	
Género			
Masculino	31(53,4)	27 (46,6)	0,544
Feminino	40(58,8)	28(41,2)	

Idade			
<50 anos	50(58,1)	36(41,)	0,552
> 50 anos	21(52,5)	19(47,5)	
Natremie			
Normalatremia	28(68,3)	13(31,7)	0,161
Hiponatremia	37(51,4)	35(48,6)	
Hiperatremia	6(46,2)	7(53,8)	
Kaliemie			
Normal kaliemy	44(58,7)	31(41,3)	0,813
Hipocalemia	22(52,4)	20(47,6)	
Hipercalemia	5(55,6)	4(44,4)	
Função renal			
<90ml/min	36(61,0)	23(39,0)	0,271
> 90ml/min	29(50,9)	28(49,1)	
ARV			
Sim	36(61,0)	23(39,0)	0,321
Não	35(52,2)	32(47,8)	
CD4			
<200	36(53,7)	31(46,3)	**0,012**
> 200	17(85,0)	3(15,0)	
Desidratação			
Sim	32(46,4)	37(54,6)	**0,010**
Não	39(68,4)	18(31,6)	
Desnutrição aguda			
Sim	40(53,3)	35(46,7)	0,095
Não	20(76,9)	6(23,1)	
Toxoplasmose cerebral			
Sim	12(36,4)	21(63,6)	**0,007**
Não	59(63,4)	34(36,6)	

A mortalidade estava relacionada com determinados factores: o nível de imunodepressão com

p=0,012; estado de hidratação com p=0,010 e toxoplasmose cerebral com p=0,007.

A taxa de mortalidade foi mais elevada nos doentes com distúrbios electrolíticos, com p=0,161 para a disnatremia e p=0,813 para a discaliemia.

Tabela IX: Distribuição dos doentes em função do estado (hidratação e nutrição) e da natremia

Estado de hidratação e nutrição		Natremia n (%)			P
		Normal	Hiponatremia	Hipernatremia	
Desidratação	Sim	24(34,8)	39(56,5)	6(8,7)	0,112
	Não	17(29,8)	33(57,9)	7(12,3)	
Malnutrição aguda	Sim	25(33,3)	41(54,7)	9(12,0)	0,850
	Não	10(38,5)	15(57,7)	1(3,8)	

Os doentes desidratados apresentavam mais disnatremia (65,2%), tal como os doentes desnutridos (66,7%), com p=0,112 e 0,850, respetivamente.

Não houve diferença estatisticamente significativa entre estes diferentes estados e a disnatremia.

Quadro X: Distribuição dos doentes segundo os sinais digestivos e a natremia

Sinais digestivos		Natremia n (%)			P
		Normal	Hiponatremia	Hipernatremia	
Diarreia	Sim	18(33,3)	31(57,4)	5(9,3)	0,941
	Não	23(31,9)	41(56,9)	8(11,1)	
Vómitos	Sim	15(40,5)	16(43,2)	6(16,2)	0,098
	Não	26(29,2)	56(62,9)	7(7,9)	
Anorexia	Sim	27(36,0)	41(54,7)	7(9,3)	0,590
	Não	14(27,5)	31(60,8)	6(11,8)	
Prisão de ventre	Sim	1(50,0)	1(50,0)	0(0,0)	1,000
	Não	40(32,3)	71(57,3)	13(10,5)	

Não houve diferença estatisticamente significativa entre os sinais digestivos e a disnatremia.

Tabela XI: Distribuição dos pacientes de acordo com os sinais neurológicos e
neatremia

Sinais neurológicos		Natremia n (%)			P
		Normal	Hiponatremia	Hipernatremia	
Síndrome depressivo	Sim	1(100,0)	0(0,0) 72(57,6)	0(0,0)	0,429
	Não	40(32,0)		13(10,4)	
Perturbações do sensibilização	Sim	13(29,5)	24(54,5)	7(15,9)	0,346
	Não	28(34,1)	48(58,5)	6(7,3)	
Crises convulsivo	Sim	1(9,1)	9(81,8)	1(9,1)	0,185
	Não	40(34,8)	63(54,8)	12(10,4)	
Delire	Sim	1(12,5)	7(87,5)	0(0,0)	0,283

	Não	40(33,9)	65(55,1)	13(11,0)	
Tremor	Sim	4(40,0)	6(60,0)	0(0,0)	0,792
	Não	37(31,9)	66(56,9)	13(11,2)	
Défice motora neurológica	Sim	10(38,5)	15(57,7)	1(3,8)	0,444
	Não	31(31,0)	57(57,0)	12(12,0)	

Não houve diferença estatisticamente significativa entre os sinais e disnatremia.

Quadro XII: Distribuição dos doentes de acordo com os sinais de hipertensão e neatremia

Sinais de hipertensão intracraniana		Natremia n (%) Normal	Hiponatremia	Hipernatremia	P
Cefaleias rebeldes	Sim	5(27,8)	10(55,6)	3(16,7)	0,600
	Não	36(33,3)	62(57,4)	10(9,3)	
Vómitos incoercível	Sim	2(28,6)	4(57,1)	1(14,3)	0,864
	Não	39(32,8)	68(57,1)	12(10,1)	

Não houve diferença estatisticamente significativa entre os sinais de hipertensão intracraniana encontrados nos pacientes e a disnatremia.

Tabela XIII: Distribuição dos doentes de acordo com os sinais musculares estrias e neatremia

Sinais musculares estrias		Natremia n (%)			P
		Normal	Hiponatremia	Hipernatremia	
Fadiga	Sim	9(42,9)	10(47,6)	2(9,5)	0,526
	Não	32(30,5)	62(59,0)	11(10,5)	
Hipotonia muscular	Sim	3(42,9)	4(57,1)	0(0,0)	0,864
	Não	38(31,9)	68(57,1)	13(10,9)	

Não houve diferença estatisticamente significativa entre as estrias musculares e a disnatremia.

Quadro XIV: Repartição dos doentes por patologia de diagnóstico e natremia

		Natremia n (%)			P
Doenças diagnosticadas		Normal	Hiponatremia	Hipernatremia	
Tuberculose	Sim	5(20,0)	20(80,0)	0(0,0)	**0,018**
	Não	36(35,6)	52(51,5)	13(12,9)	
Pneumopatia não bacteriana	Sim	7(36,8)	10(52,6)	2(10,5)	0,933
	Não	34(31,8)	62(57,9)	11(10,3)	

tuberculoso					
Toxoplasmose cerebral	Sim	14(42,4)	16(48,5)	3(9,1)	0,375
	Não	27(29,0)	56(60,2)	10(10,8)	
Malária simples	Sim	2(25,0)	6(75,0)	0(0,0)	0,649
	Não	39(33,1)	66(55,9)	13(11,0)	
Malária grave	Sim	3(20,0)	10(66,7)	2(13,3)	0,599
	Não	38(34,2)	62(55,9)	11(9,9)	
Candidíase oral	Sim	24(34,8)	37(53,6)	8(11,6)	0,668
	Não	17(29,8)	35(61,4)	5(8,8)	
Isosporose	Sim	2(66,7)	1(33,3)	0(0,0)	0,495
	Não	39(31,7)	71(57,7)	13(10,6)	
Infecções trato urinário inferior	Sim	9(45,0)	10(50,0)	1(5,0)	0,474
	Não	32(30,2)	62(58,5)	12(11,3)	
Diarreia bacteriana e/ou parasitas	Sim	6(35,3)	10(58,8)	1(5,9)	1,000
	Não	35(32,1)	62(56,9)	12(11,0)	

Dentre as patologias diagnosticadas, houve diferença estatisticamente significativa entre tuberculose e disnatremia (p=0,018).

Tabela XV: Distribuição dos doentes de acordo com a função renal e a natremia

Função renal	**Natremia n (%)**			**P**
	Normal	**Hiponatremia**	**Hipernatremia**	
Função renal	19(33,3)	31(54,4)	7(12,3)	0,996
Insuficiência renal moderada	11(30,6)	21(58,3)	4(11,1)	
Insuficiência renal grave	7 (30,6)	14 (60,9)	2 (8,7)	

Não houve diferença estatisticamente significativa entre a função renal dos pacientes e a disnatremia.

Tabela XVI: Distribuição dos doentes segundo o tratamento e a natremia

Tipo de tratamento		**Natremia n (%)**			**P**
		Normal	**Hiponatremia**	**Hipernatremia**	
RDRV	Sim	21(35,6)	34(57,6)	4(6,8)	0,434
	Não	20(29,9)	38(56,7)	9(13,4)	
Sulfametoxazol-Trimetoprima	Sim	37(35,2)	59(56,2)	9(8,6)	0,173
	Não	4(20,0)	12(60,0)	4(20,0)	
Fluconazol	Sim	26(38,8)	33(49,3)	8(11,9)	0,161
	Não	15(25,4)	39(66,1)	5(8,5)	
aciclovir	Sim	2(28,6))	3(42,9)	2(28,6)	0,271

	Não	39(32,8)	69(58,0)	11(9,2)	
RHZE	Sim	4(17,4)	19(82,6)	0(0,0)	**0,016**
	Não	37(35,9)	53(51,5)	13(12,6)	
Gentamicina	Sim	9(45,0)	10(50,0)	1(5,0)	0,474
	Não	32(30,2)	62(58,5)	12(11,3)	

Dentre os medicamentos utilizados pelos pacientes, houve diferença estatisticamente significativa entre os medicamentos anti-tuberculose (RHZE) e a disnatremia (p=0,016).

Tabela XVII: Distribuição dos doentes segundo o estado (de hidratação e de nutrição) e kaliemie

Condições (hidratação e nutrição)		**Kaliemie n (%)**			**P**
		Normal	**Hipocalemia**	**Hipercalemia**	
Desidratação	Sim	38(55,1)	28(40,6)	3(4,3)	0,112
	Não	37(64,9)	14(24,6)	6(10,5)	
Malnutrição aguda	Sim	36(48,0)	34(45,3%)	5(6,7%)	**0,023**
	Não	21(80,8)	3(11,5)	2(7,7)	

Verificou-se uma diferença estatisticamente significativa entre o estado nutricional e a discalémia (p=0,023).

Tabela XVIII: Distribuição dos doentes de acordo com os sinais digestivos e kaliemy

Sinais digestivos		**Kaliemie n (%)**			**P**
		Normal	**Hipocalemia**	**Hipercalemia**	
Diarreia	Sim	27(50,0)	25(46,3)	2(3,7)	**0,023**
	Não	48(66,7)	17(23,6)	7(9,7)	
Vómitos	Sim	21(56,8)	14(37,8)	2(5,4)	0,779
	Não	54(60,7)	28(31,5)	7(7,9)	
Anorexia	Sim	45(60,0)	25(33,3)	5(6,7)	1,000
	Não	30(58,8)	17(33,3)	4(7,8)	
Prisão de ventre	Sim	2(100,0)	0(0,0)	0(0,0)	0,600
	Não	73(58,9)	42(33,9)	9(7,3)	

Entre os sinais digestivos encontrados nos pacientes, houve uma associação estatisticamente significativa entre diarreia e a ocorrência de discalemia (p=0,023).

Tabela XIX: Distribuição dos doentes de acordo com os sinais neurológicos e a calemia

Sinais neurológicos	**Kaliemie n (%)**	**P**

		Normal	Hipocalemia	Hipercalemia	0,405
Síndrome depressivo	Sim	0(0,0)	1(100,0)	0(0,0)	
	Não	75(60,0)	41(32,8)	9(7,2)	
Perturbações do sensibilização	Sim	31(70,5)	9(20,5)	4(9,1)	0,075
	Não	44(53,7)	33(40,2)	5(6,1)	
Crises convulsivo	Sim	7(63,6)	3(27,3)	1(9,1)	0,891
	Não	68(59,1)	39(33,9)	8(7,0)	
Delire	Sim	7(87,5)	1(12,5)	0(0,0)	0,389
	Não	68(57,6)	41(34,7)	9(7,6)	
Tremor	Sim	6(60,0)	2(20,0)	2(20,0)	0,184
	Não	69(59,5)	40(34,5)	7(6,0)	
Défice motora neurológica	Sim	20(76,9)	5(19,2)	1(3,8)	0,132
	Não	55(55,0)	37(37,0)	8(8,0)	

Não se verificou uma associação estatisticamente significativa entre os sinais neurológicos dos doentes e a discalemia.

Tabela XX: Distribuição dos doentes de acordo com os sinais de hipertensão intracraniana e de calemia

Sinais de hipertensão intracraniana		Kaliemia n (%) Normal	Hipocaliemia	Hipercaliemia	P
Cefaleias rebeldes	Sim	15(83,3)	3(16,7)	0(0,0)	0,096
	Não	60(55,6)	39(36,1)	9(8,3)	
Vómitos incoercível	Sim	6(85,7)	1(14,3)	0(0,0)	0,547
	Não	69(58,0)	41(34,5)	9(7,6)	

Não se verificou uma associação estatisticamente significativa entre os sinais de hipertensão intracraniana nos doentes e a discalemia.

Tabela XXI: Distribuição dos pacientes de acordo com os sinais musculares estrias e kaliemy

Sinais musculares estrias		Kaliemie n (%)			P
		Normal	Hipocalemia	Hipercalemia	
Fadiga	Sim	10(47,6)	9(42,9)	2(9,5)	0,442
	Não	65(61,9)	33(31,4)	7(6,7)	
Hipotonia muscular	Sim	5(71,4)	2(28,6)	0(0,0)	1,000
	Não	70(58,8)	40(33,6)	9(7,6)	

Não houve associação estatisticamente significativa entre os sinais de estrias musculares encontrados nos pacientes e a discalemia.

Quadro XXII: Repartição dos doentes por patologia diagnosticada e kalemia

Doenças diagnosticadas		Kaliemie n (%)			P
		Normal	**Hipocalemia**	**Hipercalemia**	
Tuberculose	Sim	12(48,0)	11(44,0)	2(8,0)	0,402
	Não	63(62,4)	31(30,7)	7(6,9)	
Pneumopatia não bacteriana tuberculoso	Sim	14(73,7)	4(21,1)	1(5,3)	0,450
	Não	61(57,0)	38(35,5)	8(7,5)	
Toxoplasmose cerebral	Sim	28(84,8)	5(15,2)	0(0,0)	**0,002**
	Não	47(50,5)	37(39,8)	9(9,7)	
Malária simples	Sim	3(37,5)	5(62,5)	0(0,0)	0,208
	Não	72(61,0)	37(31,4)	9(7,6)	
Malária grave	Sim	9(60,0)	5(33,3)	1(6,7)	1,000
	Não	66(59,5)	37(33,3)	8(7,2)	
Candidíase oral	Sim	34(49,3)	31(44,9)	4(5,8)	**0,008**
	Não	41(71,9)	11(19,3)	5(8,8)	
Isosporose	Sim	1(33,3)	1(33,3)	1(33,3)	0,236
	Não	74(60,2)	41(33,3)	8(6,5)	
Infecções trato urinário inferior	Sim	11(55,0)	7(35,0)	2(10,0)	0,736
	Não	64(60,4)	35(33,0)	7(6,6%)	
Diarreia bacteriana e/ou parasitas	Sim	9(52,9)	7(41,2)	1(5,9)	0,834
	Não	66(60,6)	35(32,1)	8(7,3)	

Entre as patologias diagnosticadas, houve diferença estatisticamente significativa entre toxoplasmose cerebral e discalemia (p=0,002), e entre candidíase oral e discalemia (p=0,008).

Quadro XXIII: Distribuição dos doentes de acordo com a função renal e a kalemia

Função renal	**Calemia n (%)** **Normal**	**Hipocalemia**	**Hipercalemia**	**P**
Função renal normal	32(56,1)	19 (33,3)	6 (10,5)	0,872
Insuficiência renal moderada	24(66,7)	10 (27,8)	2 (5,5)	
Insuficiência renal grave	16(69,6)	7 (30,4)	0 (0,0)	

Não houve diferença estatisticamente significativa entre a função renal e a discalemia dos doentes.

Tabela XXIV: Distribuição dos doentes de acordo com o tratamento e a kaliemia Tipo de tratamento Kaliemia n (%)P Normal Hipocalemia Hipercalemia

RDRV	Sim	29(49,2)	27(45,8)	3(5,1)	**0,020**
	Não	46(68,7)	15(22,4)	6(9,0)	
Sulfametoxazol-	Sim	66(62,9)	33(31,4)	6(5,7)	0,163
Trimetoprima	Não	9 (45,0)	8(40,0)	3(15,0)	
Fluconazol	Sim	34(50,7)	29(43,3)	4(6,0)	**0,041**
	Não	41(69,5)	13(22,0)	5(8,5)	
aciclovir	Sim	4(57,1)	3(42,9)	0(0,0)	0,824
	Não	71(59,7)	39(32,8)	9(7,6)	
RHZE	Sim	10(43,5)	11(47,8)	2(8,7)	0,190
	Não	65(63,1)	31(30,1)	7(6,8)	
Gentamicina	Sim	13(65,0)	6(30,0)	1(5,0)	0,925
	Não	62(58,5)	36(34,0)	8(7,5)	

Verificou-se uma diferença estatisticamente significativa entre a discalemia e a

certos medicamentos tomados pelos doentes: ARVs (p=0,020) e fluconazol (p=0,041).

Quadro XXV: Distribuição dos doentes em função da função renal e do tratamento antirretroviral

Função renal n (%) P

		Função renal normal	Insuficiência doença renal moderada	Insuficiência doença renal grave	0,811
ART	Sim	27(51.9)	15(28.9)	10 (19.2)	
	Não	30(46.9)	21(32.8)	13 (20.3)	

Nos doentes que não tinham recebido tratamento ARV, a insuficiência renal era moderada em 32,8% e grave em 20,3% dos casos (p=0,811).

4 A DISCUSSÃO

No mundo e em África, particularmente no Mali, muito poucos estudos foram dedicados aos distúrbios electrolíticos em meio hospitalar, particularmente nas pessoas que vivem com o VIH. A originalidade do nosso estudo reside neste facto. Foi realizado de forma retrospetiva durante um período de seis anos no serviço de doenças infecciosas do Hospital Universitário Point G. O objetivo do estudo era descrever os distúrbios electrolíticos em doentes infectados pelo VIH num ambiente hospitalar. Como qualquer estudo retrospetivo, o nosso trabalho tem as suas limitações, em particular a impossibilidade de utilizar os ficheiros devido à falta de dados e à falta de acompanhamento dos doentes que tiveram alta hospitalar. Apesar destas limitações, os resultados do nosso estudo suscitam a discussão que se segue:

IV-1-Epidemiologia :

Cento e vinte e seis registos hospitalares recolhidos ao longo de 6 anos preencheram os nossos critérios de inclusão. Este número é superior ao de Peter et al. que recolheram 81 casos no Woodhull Hospital em Nova Iorque durante 4 anos [57].

IV-2-Caraterísticas sociais e demográficas :

A idade dos doentes variava entre os 22 e os 70 anos, com uma média de 43 anos. O grupo etário dos 28-37 anos foi o mais representado com 27% e um rácio entre sexos de 0,85. Os nossos resultados são consistentes com os de Emejulu et al [3] no que diz respeito aos extremos de idade e à predominância do sexo, ao passo que diferem dos de Peter et al [57], que registaram uma predominância do sexo masculino.

IV-3-Dados clínicos :

Os motivos de hospitalização, por ordem de frequência, foram a deterioração do estado geral (59,5%), seguida da diarreia crónica (23,8%) e da febre prolongada (20,6%).

A diarreia e a febre são citadas na literatura como causas subjacentes dos distúrbios electrolíticos nas PVV [4, 62,63].

Os doentes eram polipneicos em 76% dos casos, febris em 46% e hipovolémicos em 50%. Todos estes factores foram considerados na literatura como favorecendo distúrbios electrolíticos, particularmente hiponatremia em PVVS [4, 63].

Os doentes estavam desidratados em 54,8% dos casos e subnutridos em 74,2%.

Os doentes desidratados apresentavam mais disnatremia (65,2%), tal como os doentes desnutridos (66,7%), com p=0,112 e 0,850, respetivamente.

Não houve diferença estatisticamente significativa entre estes diferentes estados e a disnatremia.

Este facto pode ser explicado pela fuga de electrólitos durante situações clínicas propícias à desidratação e à desnutrição, nomeadamente episódios de vómitos incontroláveis, diarreia profusa, febre e polipneia.
A proporção de discalemia foi mais elevada nos doentes desidratados (hipocalemia=40,6%; hipercalemia=4,3%) com p=0,112.
Verificou-se uma diferença estatisticamente significativa entre o estado nutricional e a discalémia (p=0,023). Este resultado é corroborado por outro do nosso estudo, nomeadamente a existência de uma relação estatisticamente significativa entre a diarreia e a discalaxia (p=0,023).
Estes resultados demonstram que a desnutrição aguda e a diarreia são factores favoráveis aos distúrbios electrolíticos (discalemia) nos doentes infectados pelo VIH.
Os sinais clínicos, por ordem de frequência, foram a anorexia (59,5%), a diarreia (42,9%), a perturbação da consciência (34,9%) e os vómitos (29,4%).
Não houve diferença estatisticamente significativa entre os sinais clínicos dos pacientes e a disnatremia. Estes resultados são consistentes com os da revisão clínica da literatura sobre o tratamento de distúrbios electrolíticos em doentes adultos internados em unidades de cuidados intensivos, realizada por Michael et al, que concluiu que os sinais clínicos associados à hiponatremia eram frequentemente inespecíficos [55].
As patologias mais frequentemente diagnosticadas foram a candidíase oral (54,8%), seguida da toxoplasmose cerebral (26,2%) e de todas as formas de tuberculose (19,8%).
Entre as patologias diagnosticadas, houve diferença estatisticamente significativa entre tuberculose e disnatremia (p=0,018); da mesma forma entre toxoplasmose cerebral e discalemia (p=0,002); e entre candidíase oral e discalemia (p=0,008).
Os nossos doentes foram divididos em estádios clínicos II, III e IV, com predominância do estádio IV (54%).
Dado que a tuberculose e a toxoplasmose cerebral são eventos que classificam a SIDA e a candidíase oral classifica o doente no estádio II, estes resultados estão de acordo com os de Eshiet et al [64] que encontraram uma diferença estatisticamente significativa entre natremia, calemia, cloremia e os diferentes estádios da infeção por VIH em Ekpoma, Nigéria.
Estão também de acordo com os de Ansger (2007) [65] e Ross et al (2004) [66] que observaram que a infeção pelo VIH pode levar a perturbações electrolíticas e ácido-base e a patologias diretamente relacionadas com as diferentes fases da infeção.

IV-4-Dados biológicos :

Neste estudo, os distúrbios eletrolíticos encontrados foram hiponatremia (41,2%), hipocalemia (12,7%), hipematremia (7,8%), hipercalemia (2,9%) e distúrbios associados (35,3%). Entre os casos de hiponatremia, 50% foram hiponatremia de depleção, 50% hiponatremia de diluição e nenhum caso de hiponatremia de inflação.

Estes resultados diferem dos obtidos por Onwuliri em 2004, que não encontrou quaisquer distúrbios electrolíticos em doentes infectados pelo VIH recentemente submetidos a tratamento em Jos, na Nigéria [67]. A diferença pode dever-se à fase de infeção dos doentes ou à sua idiossincrasia, que varia de um centro para outro [3]. Embora sejam consistentes com alguns dados anteriores. Peter (1991) observou 28,4% de hiponatremia, 17,3% de hipocalemia e 4,9% de hipercalemia sem insuficiência renal num grupo de doentes latinos e afro-americanos infectados pelo VIH [57]. Emejulu (2011) encontrou 47,5% de hipematremia, 22,5% de hiponatremia e 32,5% de hipocalemia em doentes assintomáticos infectados pelo VIH na Nigéria [3]. Isto reforça a ideia de que a disfunção renal aguda ou crónica associada à infeção pelo VIH e à nefropatia ocorre predominantemente em doentes afro-americanos e geralmente em doentes negros [3, 68]. O nosso estudo apoia esta hipótese porque 32,8% dos nossos doentes sem ARV tinham insuficiência renal moderada e 20,3% tinham insuficiência renal grave (p=0,811).

A síndrome da secreção inapropriada da hormona antidiurética (SIADH) é a segunda causa mais comum de hiponatremia, depois da hipovolemia, em doentes infectados pelo VIH [63]. Na maioria dos casos, resulta da infeção ou de cancro do sistema nervoso central ou do sistema respiratório [63].

A hipematremia ocorre quando a perda de água excede largamente a ingestão de água.

As causas de perda de água em doentes infectados com VIH são, por um lado, manifestações de infecções oportunistas ou tumores (febre, hipersudação, polipneia, diarreia) e, por outro lado, insípido diabético nefrogénico devido a IOs ou tumores ou induzido por fármacos utilizados no tratamento de IOs, em particular foscarnet, rifampicina e anfotericina B [63].

Estas razões poderiam explicar a relação estatisticamente significativa observada no nosso estudo entre a disnatremia e a tuberculose (p=0,018), por um lado, e o seu tratamento (p=0,016), por outro.

A associação estatisticamente significativa observada entre a discalacémia e a toxoplasmose cerebral (p=0,002); a candidíase oral (p=0,008); a diarreia (p=0,023); o estado nutricional (p=0,023); e o tratamento ARV (p=0,020) é explicada pelas causas da discalacémia mencionadas nas revisões da literatura efectuadas por Musso et al [4]; Mark et al [63]. Nestas revisões, a hipocalemia resulta de :

- ou um aumento das perdas de potássio através do trato gastrointestinal (diarreia de origem infecciosa ou tumoral ou devido a enteropatia associada à SIDA);
- ou por um aumento da fuga renal de potássio (hiperaldosteronismo secundário à hipovolemia induzida por vómitos incoercíveis ou nefrotoxicidade direta de certos medicamentos, como a anfotericina B, os aminoglicosídeos, o tenofovir, a zidovudina ou a nefrite intersticial secundária a certos antibióticos, nomeadamente as sulfonamidas e as cefalosporinas);
- no final ou por um aporte insuficiente de potássio (anorexia, subnutrição, etc.) [4].

Além disso, o envolvimento encefálico durante a toxoplasmose cerebral é uma causa de hipocalemia de transferência [52].

Quanto à hipercalemia, pensa-se que se deve a :

- ou uma redução da excreção urinária de potássio por medicamentos como o trimetoprim em casos de insuficiência renal ou suprarrenal ou hipoaldosteronismo;
- ou um aumento da transferência de potássio para o meio extracelular [4].

O VIH tipo I predominou com 95,2% dos casos. Este resultado é semelhante ao de Sissoko [45] que encontrou uma predominância do VIH-1 (96%).

Os doentes com imunodepressão grave (CD4<200) foram estimados em 44,8% dos casos. Este valor é significativamente mais baixo do que os 63,3% registados por Sissoko [45] como a proporção de doentes com uma contagem de CD4<200.

IV-5-Tratamento terapêutico :

Em 53,2% dos casos, os doentes não estavam a receber TARV. Foi também o que aconteceu no estudo Emejulu na Nigéria [3], em que 100% dos doentes foram recentemente diagnosticados com VIH e não começaram a tomar ARV.

O TDF 3TC EFV foi o regime ARV mais frequente (50,8%). Isto pode ser explicado pelas diretrizes nacionais para a gestão de PVHIV no Mali, que recomendam esta combinação como o regime preferido em casos de infeção por VIH-1.

O sulfametoxazol-trimetoprim foi utilizado por 83,3% dos pacientes, seguido pelo fluconazol em 53,2% dos casos. Estes resultados coincidem com os de Sissoko [45] no que respeita à utilização de sulfametoxazol-trimetoprim, que representou 86,7% dos tratamentos combinados.

IV-6-Evolução :

Predominaram os doentes internados entre 10 e 30 dias, representando 57,1%

dos casos. O tempo médio de internamento foi estimado em 25±17 dias, com extremos de 1 e 100 dias de internamento. Esta longa permanência hospitalar parece colocar os doentes com imunodepressão grave em maior risco de infecções nosocomiais.

A mortalidade hospitalar foi estimada em 43,7%. A taxa de mortalidade foi mais elevada nos doentes com distúrbios electrolíticos, com p=0,161 para a disnatremia e p=0,813 para a discaliemia.

A mortalidade esteve relacionada com o nível de imunodepressão (p=0,012), o estado de hidratação (p=0,010) e a toxoplasmose cerebral (p=0,007). A associação significativa destes 3 parâmetros com a morte pode explicar em grande parte a elevada taxa de mortalidade registada no nosso estudo.

5 CONCLUSÃO E RECOMENDAÇÕES

Os distúrbios electrolíticos são comuns nos doentes com VIH/SIDA. Uma gestão eficaz destes distúrbios exige um envolvimento multidisciplinar (infecciologistas, biólogos, nefrologistas e reanimadores).

Isto leva-nos a fazer uma série de recomendações.

Às autoridades sanitárias administrativas:

- fornecer regularmente ao laboratório do Hospital Universitário Point G reagentes para a medição de iões em diversos fluidos corporais,
- reduzir o custo dos ionogramas,
- apresentar as diferentes apresentações de electrólitos e de consumíveis médicos disponíveis na farmácia do hospital Point G,
- equipar cada departamento com um eletrocardiógrafo.

Pessoal médico:

- controlar regularmente a hidratação e o estado nutricional dos doentes hospitalizados,
- rastreio semanal sistemático de distúrbios electrolíticos em doentes hospitalizados,
- solicitar um eletrocardiograma em caso de anomalia do ionograma sanguíneo,
- facilitar a gestão multidisciplinar dos doentes hospitalizados.

Pessoal paramédico:

- respeitar escrupulosamente as regras de recolha de amostras de sangue,
- executar corretamente o protocolo terapêutico para os pacientes hospitalizados.

Aos doentes e aos pais:

- Cumprir atempadamente as prescrições médicas, os controlos dos distúrbios electrolíticos e o acompanhamento do tratamento,
- seguir as indicações médicas e respeitar as instruções relativas à recolha de amostras biológicas.

REFERÊNCIAS

1-Leport C, Longuet P, Gervais A e Vilde JL. Manifestações clínicas da infeção pelo vírus da imunodeficiência humana. Encycl Med Chir (Editions Scientifiques et Medicales Elsevier SAS, Paris, todos os direitos reservados), Maladies infectieuses, 8-050-B-10, 2002, 20 p.

2-Bouroignie J J. Complicações renais do vírus da imunodeficiência humana tipo 1. Kidney int 1990 ;37 :1571-84.

3-Emejulu AA, Onwuliri VA. e Ojiako OA. Electrolyte Abnormalities and Renal Impairment in Asymptomatic HIV-infected Patients in Owerri, South Eastern Nigeria. Jornal Australiano de Ciências Básicas e Aplicadas. 2011; 5(3): 257-60.

4-Musso CG, Belloso WH, Glassock RJ. Água, eletrólitos e alterações ácido-base em pacientes infectados pelo vírus da imunodeficiência humana. World J Nephrol. 2016; 5(1): 33-42.

5- Hsu DC, Sereti I, Ananworanich J. Eventos graves não relacionados com a SIDA: Imunopatogénese e estratégias de intervenção. AIDS Res Ther 2013; 10: 29
[PMID: 24330529 DOI: 10.1186/1742-6405-10-29]

6- Serrano-Villar S, Perez-EHas MJ, Dronda F et al.Aumento do risco de eventos graves não relacionados com a SIDA em indivíduos infectados pelo VIH em terapia antirretroviral associada a um rácio CD4/CD8 baixo. PLoS One 2014; 9: e85798 [PMID: 24497929 DOI: 10.1371/journal.pone.0085798]

7- Fux CA, Simcock M, Wolbers M et al. A utilização de tenofovir está associada a uma redução das taxas de filtração glomerular calculadas no Swiss HIV Cohort Study. Antivir Ther 2007; 12: 1165-73. [PMID: 18240857]

8- Cooper RD, Wiebe N, Smith N et al. Revisão sistemática e meta-análise: segurança renal do tenofovir disoproxil fumarato em doentes infectados pelo VIH. Clin Infect Dis 2010; 51: 496-505. [PMID: 20673002 DOI: 10.1086/655681]

9- Labarga P, Barreiro P, Martin-Carbonero L et al. Anomalias tubulares renais na ausência de função glomerular comprometida em doentes com VIH tratados com tenofovir. AIDS 2009; 23: 689-96. [PMID: 19262355 DOI: 10.1097/ QAD.0b013e3283262a64]

10-Mignon F, Michel C, Albert C, Viron B. Problemes nephrologiques au cours de l'infection par le virus de l'immunodeficience humaine. Edições técnicas. Encycl. Med. Chir (Paris-França). Nefrologia-Urologia 18066 L10, 1992,4p

11- Maggi P, Montinaro V, Mussini C et al. Novos medicamentos anti-retrovirais e monitorização da função renal de doentes com VIH. AIDS Rev 2014; 16: 144-51. [PMID: 25102336]

12- Estrella MM, Fine DM. Screening for chronic kidney disease in HIV-infected patients. Adv Chronic Kidney Dis 2010; 17: 26-35. [PMID: 20005486 DOI: 10.1053/j.ackd.2009.07.014]
13-Fomo KD. Etat nutritionnel et tolerance aux antiretroviraux chez les personnes vivant avec le VIH suivies au service des maladies infectieuses du CHU Point G de Bamako. [Estes]. Medecine : Bamako ; 2014. p101.
14-OMS | VIH/SIDA [Internet]. [cite 13 jan 2014]. Disponível em: http://who.int/features/qa/71/fr/index.html
15-História do VIH [Internet]. [cited 16 Jan 2014]; [3pages]. Disponível em: http://pvsq.org/articles/historique.pdf
16-Escort.8. A variabilidade do VIH, cont [Internet]. [citado 23 Jan 2014]. Disponível em: http://www.itg.be/internet/elearning/written_lecture_fr/8_la_variabilit_du_vih_cont1.html
17- Sogoba D. Contribution a l'etude epidemio-clinique du SIDA au service des maladies infectieuses de l'hopital du Point " G ", Bamako, Mali. [Estes]. Medecine : Bamako ; 2005. p85.
18- Imunologia-SIDA. A estrutura do VIH [Internet]. 14/02/2006 [cite 22 janv 2014]. Disponível em: http://acces.ens-lyon.fr/biotic/immuno/html/strucvih.htm
19- Gentillini M, Duflo JC. Sida tropical. Medecine tropicale, 1986: 401-13.
20- Brucker G, Tubiana R. Prevention des risques professionnels et regles de desinfection. Doin VIH edition 2011. 839 p.
21- CMIT. Infeção pelo VIH e SIDA. In E. PILLY: Vivactis Plus Ed ; 2010 : p3689.
22-Laporte A, Lot F. Epidemiologia: situação atual e tendências. Edição Doin VIH 2011. 839 p.
23- Caumes E. Manifestações dermatológicas. Doin VIH edição 2011. 839 p.
24- Connor EM, Sperling RS, Gelber R. Reduction of maternal-infant transmission of human immunodeficiency virus type 1 with Zidovudine treatment N Engl J Med 1994; 331:1175-80.
25-UNAIDS. Relatório global. Relatório da ONUSIDA sobre a epidemia mundial de SIDA/2017 [Internet]. [citado 29 de agosto de 2017]. Disponível em: http://aidsinfo.unaids.org/
26-DNSI-CPS/ Ministério da Saúde. Enquete demográfica e de saúde do Mali (EDNSM IV). Bamako: ministere de la sante, 2006; 497 p.
27-Leport C, Longuet P, Lacassin F, Vilde JL. Manifestations cliniques et therapeutiques de l'infection par le VIH. Encyclopedie Medico-chirurgicale (Elsevier, Paris). Maladies infectieuses, 8-050-B-10, 1996, 16 p.
28-Picard C, Desforges L. Biological diagnostics for HIV. An Dermatol

Veneriol. 1989 ;9 : 671-4.
29-Cockerell CJ, Friedman-Kien AE. Sinais cutâneos da infeção pelo VIH. In: BRODER S, MERIGNAN TC JR, BOLOGNESI D, eds. Text book of AIDS. medicine. Baltimore: Williams and Wilkins; 1994;507-24.
30-Costner M, Cockerell CJ. The Changing spectrum of the cutaneous manifestations of HIV disease (O espetro variável das manifestações cutâneas da doença do VIH). Archdermatol1994;130: 521-2.
31-Hira SK, Wadhaman D, Kamanga J. Cutaneous manifestations of human immunodeficiency virus in Lusaka. Zâmbia: J AmAcadDermatol 1988;19: 4517.
32-Tschaler E, Bergstresser PR, Stingl G. HIV related Skin diseases Lancet 1996;N(348): 659-63.
33-Colebunders R, Francis H, Mannjm, Bila K M, Izaley A, Lkimputu L. Diarreia persistente, fortemente associada à infeção pelo VIH em KinshasaZaire. An J Gastro Enterol 1987;82: 859-64.
34-Wallace J, Hansen N, Lavange L, al. Tendências das doenças respiratórias na coorte de estudo das complicações pulmonares da infeção pelo VIH. An J Respire Crit CareMed 1997;155: 72-80.
35-Myers G, Mac IK, Korber B. The emergence of simian/human immunodeficiency viruses (A emergência dos vírus da imunodeficiência símia/humana). AIDS Res Hun Retrovir 1992;8:373-85.
36- Arthur JMC. Manifestações neurológicas da SIDA.Medicine1987; 66: 407-37.
37-Simpson DM, Berger JR. Neurologic manifestations of HIV infection (Manifestações neurológicas da infeção pelo VIH). Med Clin North An 1996; 80:1363-94.
38-Datry A. Candidíase digestiva e infeção pelo VIH. Actualidades clínicas e terapêuticas. J Mycol Med 1992 ;2 (Suppl 1) : 5-14.
39-Ott M, Lembcke B, Fischer H. Early changes of Body composition I human immunodeficiency virus. Doentes infectados: Corpo tetrapolar
A análise de impedância indica uma desnutrição significativa. An J Clin Nutr 1993;57:15- 9.
40-Scandden DT. As aplicações clínicas dos factores estimuladores de colónias na síndrome de imunodeficiência adquirida.Seminhematol1992;29 (suppl3):33-7.
41-Cooper DA, Gatell J M, Kroon S et al:Zidovudine in persons with asymptomatic HIV infection and CD 4 + cell counts greater than 400 per cubic millimeter. N Engl J Med 1993 ;329:297-303.
42-Naheed A. Envolvimento do Rim na Infeção pelo VIH. Dra. Eugénia Barros (Ed.) 2011; 336:91-116. Disponível em: http://www.intechopen.com/books/hiv-

infection-impact-awareness-and-social-implications-of-living-withhiv-aids/kidney-involvement-in-hiv-infection
43-Choi et al. Long-term clinical consequences of acute kidney injury in the HIV- infected. Kidney Int. 2010 Sep; 78 (5):478-85.
44-Choi et al: As pessoas infectadas pelo VIH continuam a perder a função renal apesar do sucesso da terapia antirretroviral. AIDS 23(16):2143-2149(2009).
45-Sissoko M. Les complications renales au cours du VIH et du traitement par les ARV a l'hopital du Point G. [Estes]. Medecine : Bamako ; 2004. p105.
46-.Cellule de coordination du comite sectoriel de lutte contre le SIDA. Política e protocolo de controlo antirretroviral do VIH e SIDA 2016. Bamako; p197.
47- Eholie PS, Girard P, Bissagnene E, editores. Memento therapeutique du VIH/SIDA en Afrique 2017. 3 eme ed. Montrouge: John Libbey Eurotext; 2017. 260 p.
48-ESTHER. Recomendações Goree 2001-Iniciativa Internacional: "place des antiretroviraux dans la prise en charge des personnes infectees par le VIH en Afrique". Developpement et sante 2002 ;162: 15-8.
49-Ould MA. Etude des apports hydrolytiques au cours de l'insuffisance renale chronique dans le service de nephrologie de l'hopital national du Point G. . [Estes]. Medecine : Bamako ; 2006. p97.
50- Ahuja TS, Agraharkar M. Renal Complications of the Human Immunodeficiency Virus Infection (Complicações renais da infeção pelo vírus da imunodeficiência humana). Saudi J Kidney Dis Transpl 2000;11:1-12.
51- EMC - Medecine d'urgence 2007:1-24 [Artigo 25-010-D-20].
52-Ebongue LRS. Desordens hidrolíticas em pacientes com cérebro no serviço de reanimação do CHU Gabriel TOURE. [Estes]. Medecine : Bamako ; 2016. p107.
53-Medecin des hopitaux-Praticien hospitalier ; Urgences medico-chirurgicales et judiciaires, SMUR ; Hotel- Dieu- Cochin (Paris) ; Universites Paris Descartes Cree : le 21/11/2008 Mis a jour : le 24/03/2010. www.ocp.fr
54-Grupo BiopyreneesLab. Manual de amostragem MQ MU PRE 001 Versão 2. Atualizado em: 24/12/2014. www.biopyrenees.fr.
55- Michael DK et al. Treatment of electrolyte disorders in adult patients in the intensive care unit (Tratamento de distúrbios electrolíticos em doentes adultos na unidade de cuidados intensivos). Am J Health-Syst Pharm-Vol 62 Aug 15, 2005 p1663-82.
56- Fourcade J. Distúrbios do potássio. Faculte de Medecine Montpellier-Nimes. Nefrologia ECN 219 maio de 2006.
57- Peter SA. Distúrbios electrolíticos e disfunção renal em doentes com síndrome de imunodeficiência adquirida. J Natl Med Assoc 1991;83:889-91.

Voltar ao texto citado no. 57 [PUBMED].
58- Marks JB. Manifestações endócrinas da infeção pelo vírus da imunodeficiência humana (VIH). Am J Med Sci 1991;302:110-7. Voltar ao texto citado no. 59 [PUBMED].
59- Farese RVJ, Schambelan M, Hollander H, Stringari S, Jacobson MA. Diabetes insipidus nefrogénica associada ao tratamento com foscarnet da retinite por citomegalovírus. Ann Intern Med 1990;112:955-6. Voltar ao texto citado no. 58 [PUBMED].
60- Greenberg S, Reiser IW, Chou SY. Hipercalemia com terapia de alta dose de trimetoprim-sulfametoxazol. Am J Kidney Dis 1993;22:603-6. Voltar ao texto citado no. 60 [PUBMED].
61- Peter SA. Distúrbios do cálcio sérico na síndrome da imunodeficiência adquirida. J Natl Med Assoc 1992;84:626-8. Voltar ao texto citado no. 61 [PUBMED].
62- Kalim S, Szczech LA, Wyatt CM. Acute Kidney Injury in HIV-Infected Patients (Lesão Renal Aguda em Pacientes Infectados pelo HIV). Seminários em Nefrologia. 2008 11; 28 (6):556-62.
63- Mark AP, Brown E. Electrolyte and Acid-Base Disorders Associated with AIDS: An Etiologic Review (Distúrbios electrolíticos e ácido-base associados à SIDA: uma revisão etiológica). JOURNAL OF GENERAL INTERNAL MEDICINE. 1994 04;9:232-6.
64- Eshiet EM, Jemikalajah DJ, Okogun GRA. Perfil de ureia e electrólitos no plasma em diferentes fases da infeção por VIH em Ekpoma, Nigéria. Jornal Africano de Patologia Celular. 2015;4:1-5.
65- Ansgar R. Vírus da Imunodeficiência Humana (VIH) e função renal. J. Clin. 2007; 57(2): 15-89.
66- Ross MJ, Klothman PE. Nefropatia associada ao VIH. Aids. 2004;18: 108999.
67- Onwuliri, VA. Bilirrubina total, albumina, electrólitos e Anion Gap em doentes VIH positivos na Nigéria. J. Med. Sci. 2004; 4(3): 214-20.
68- Berggren, R. e V. Batuman,. HIV-associated renal disorders: recent insights into pathogenesis and treatment. Curr. HIV/AIDS Rep. 2005; 2: 109-15.

APÊNDICES

Ano

Formulário de enquete

Não

I. Dados sócio-demográficos

AgeansSex [ ] 1=Masculino 2=Feminino

Residência

Profissão

Grupo étnico

Estado civil [ ]

1= cëlibataire 2= marie 3= concubinage 4= Veuf 5= divorcë 6= non renseigner

II. Historial médico

HTA [ ] Diabëte [ ] Insuficiência renal crónica em hemodiálise [ ]

Outros a especificar

III. Dados clínicos

-Motivo(s) de hospitalização :

Diarreia [ ] Febre prolongada [ ] Vómitos incontroláveis [ ] Agitação psicomotora [ ] Delirium [ ] Tosse crónica [ ] Défice neurológico motor [ ]

Outros a especificar

-Sinais gerais

Estado geral do indicador Kamofski% .

Tempëratura °C Taxa de impulsos/min

Ritmo respiratóriociclos/minPressão arterialmmHg

Índice de massa corporalkg/m[2] (Edemas [ ] i=sim 2=não

-Distúrbios digestivos:

Diarreia [ ] vómitos e/ou náuseas [ ] Anorexia [ ] obstipação [ ]

Outros a especificar

-Estado de desidratação

Existe? [ ] 1=Sim 2=Não

Em caso afirmativo, especificar o estádio [ ] i=Moderado 2= Grave

-Desnutrição aguda

Existe?[ ] 1=Sim 2=Não

Em caso afirmativo, especificar o tipo [ ] 1= Moderado 2= Grave

-Sinais neurológicos :

Irritabilidade [ ] Depressão [ ] Perturbação da consciência [ ] Convulsões [ ] Convulsões [ ]

Outros sintomas

Tetania [ ] Mão de parteira [ ] Delirium [ ] Tremor [ ] Outro a especificar

-Hipertensão intracraniana :

Cdphaldes [ ] Náuseas e/ou vómitos [ ] Perturbação visual [ ]

-Sinais musculares: fatigabilidade [ ] hipotonia muscular [ ] creur irregular [ ]

-Sinais urinários: Poliúria [ ] Oligo-anúria [ ] Hematúria macroscópica [ ] Outros a especificar

-Diagnóstico(s) de saída :

Tuberculose [ ] Pneumonia bacteriana não tuberculosa [ ] Toxoplasmose cerebral [ ] Doença de Kaposi [ ] Malária simples [ ] Malária grave [ ] Candidíase oral [ ] Coccidiose digestiva [ ]

Criptococose [ ] Sépsis [ ] 1= portal pulmonar 2= portal urogenital 3= portal cutâneo
Outros a especificar
-Classificação da OMS [ ]

IV. Dados biológicos

-Hemograma: 1=Normal 2=Alto 3=Baixo
Natremie [ ]
Kaliemie [ ]
Chloremy [ ]
Outros a especificar

- Outros testes

1. **Hemograma** Hemoglobina/dl Hematócrito% Plaquetas/mm^3
2. **Bioquímica**

Creatininapmol/l Depuração da creatininaeml/min Ureemg/l
Glicémia em mol/l Protidemieg/l Albumina em mol/l
Trigliceridemia/l Outro a especificar :

3. **Viro-imunologia**

Tipo de VIH [ ] 1=VIH1 2=VIH2 3=1+2
Carga viral (mais recente): cópias/ml
Valor absoluto de CD4 (mais recente) : / mm^3
Classificação CDC 1993 [ ]

V-Dados electrocardiográficos: ECG [ ] 1=normal 2=perturbações do ritmo 3=ECG não efectuado

VI-Dados terapêuticos

Tratamento -ARV [ ] 1=sim 2=não
Se sim Duração do tratamento ARV :
Moléculas ARV:- Em curso
-Regimes aprovados
-Tratamentos relacionados: Sulfametoxazol-Trimetoprim [ ], Fluconazol [ ], Anfotdricina B [ ], Aciclovir [ ], Rifampicina Isoniazida Etambutol Pirazinamida [ ], Digitalis [ ], Diuréticos [ ], Insulina [ ], Manitol [ ], Outros a especificar

VII-Dados evolutivos

- Tornar-se [ ] 1=sair2=ddces 3=sair sem aconselhamento médico

Duração da estadia - dias

Ficha de informação

Autor: Dramane SOGOBA
Correio eletrónico: sogobadramane@yahoo.fr
Título: Distúrbios eletrolíticos em doentes com VIH/SIDA hospitalizados no serviço de doenças infecciosas do CHU du Point G de janeiro de 2011 a dezembro de 2016.
Cidade e ano da defesa: Bamako 2017
País de origem: Mali
Setor de interesse : Nefrologia / Doenças infecciosas
Local de depósito: Biblioteca da iaculte de mëdecine et d'odontostomatologie, Bamako
Introdução: Os doentes infectados pelo VIH, sobretudo os que se encontram em fases avançadas da doença, podem ser afectados por doenças oportunistas. Estas doenças e os seus diferentes tratamentos medicamentosos predispõem-nos a desenvolver diferentes tipos de distúrbios electrolíticos. O objetivo do nosso trabalho foi analisar estes distúrbios em doentes infectados pelo VIH durante a hospitalização.
Materiais e métodos: Estudo retrospetivo realizado no serviço de doenças infecciosas do Hospital Universitário Point G, de 1 de janeiro de 2011 a 31 de dezembro de 2016. Foram incluídos cento e vinte e seis doentes seropositivos para o VIH que realizaram um ionograma sanguíneo simples durante o internamento.
Resultados: Os valores médios de natremia foram 133,06±12,16 mmol/l e de calemia 3,89±1,15 mmol/l, com extremos de 83,00 e 166,00 mmol/l e 1,60 e 9,00 mmol/l, respetivamente. Os distúrbios electrolíticos encontrados foram hepponatremia (41,2%); livpokalemia (12,7%); hipematremia (7,8%); hipercalibmia (2,9%) e distúrbios associados (35,3%).
Houve uma diferença estatisticamente significativa entre a disnatremia e a tuberculose (p=0,018) e o seu tratamento (p=0,016).
Foi também observada uma associação estatisticamente significativa entre a discalaxia e a toxoplasmose cerebral (p=0,002); a candidíase oral (p=0,008); a diarreia (p=0,023); o estado nutricional (p=0,023); e a utilização de ARV (p=0,020). Por último, a mortalidade estava relacionada com o nível de imunodepressão (p=0,012), o estado de hidratação (p=0,010) e a toxoplasmose cerebral (p=0,007).
Conclusão: Os distúrbios electrolíticos são comuns em doentes com VIH/SIDA. Daí a necessidade de uma monitorização regular do ionograma sanguíneo nestes doentes durante a hospitalização.
Palavras chave: VIH, hospitalização, distúrbios electrolíticos, disnatremia, discalemia.

Ficha de identificação
Autor: Dramane SOGOBA
Correio eletrónico: sogobadramane@yahoo.fr
Título: Distúrbios eletrolíticos em pacientes com AIDS internados no departamento de doenças infecciosas do hospital universitário Point G de janeiro de 2011 a dezembro de 2016.
Cidade e ano da defesa: Bamako 2017
País de origem: Mali
Área de interesse: Nefrologia / doenças infecciosas
Registo: Biblioteca da Faculdade de Medicina e Odontologia de Bamako
Introdução: Os doentes infectados pelo VIH, em especial os que apresentam uma doença avançada, podem ser afectados por doenças oportunistas. Estas doenças e os seus diferentes

tratamentos médicos predispõem-nos a desenvolver diferentes tipos de distúrbios electrolíticos. O objetivo deste trabalho foi analisar estes distúrbios em doentes infectados pelo VIH durante o seu internamento.
Material e métodos: foi um estudo retrospetivo realizado no departamento de doenças infecciosas do hospital universitário Point G de 1 de janeiro de 2011 a 31 de dezembro de 2016. Foram incluídos 126 pacientes HIV positivos que realizaram dosagem sérica de sódio, potássio e cloreto durante sua internação.
Resultados: O valor médio foi de 133,06±12,16 mmol/l para o sódio sérico e de 3,89±1,15 mmol/l para o potássio sérico, tendo como valores extremos, respetivamente, 83,00 e 166,00 mmol/l; 1,60 e 9,00 mmol/l. Os distúrbios electrolíticos encontrados foram: hiponatremia (41,2%); hipocaliemia (12,7%); hipernatremia (7,8%); hipercaliemia (2,9%) e distúrbios associados (35,3%).
Foi observada uma diferença estatística significativa entre a disnatremia e a tuberculose (p=0,018) numa parte e o seu tratamento (p=0,016) noutra parte.
Foi igualmente encontrada uma relação estatística significativa entre a discaliemia e a toxoplasmose cerebral (p=0,002); a candidíase bucal (p=0,008); a diarreia (p=0,023); o estado nutricional (p=0,023); a toma de ARV (p=0,020). Por fim, a mortalidade estava ligada ao nível de imunossupressão (p=0,012); ao estado de hidratação (p=0,010) e à toxoplasmose cerebral (p=0,007).
Conclusão: Os distúrbios electrolíticos são frequentes nos doentes com SIDA. O nível de electrólitos no soro deve ser pesquisado regularmente nestes doentes durante a sua hospitalização.
Palavras chave: VIH, hospitalização, distúrbios electrolíticos, disnatremia, discaliemia.

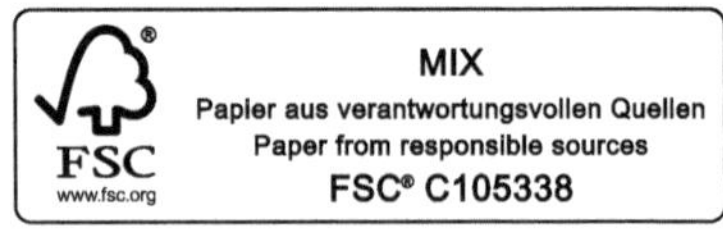

Printed by Books on Demand GmbH, Norderstedt / Germany